Jean Pütz · Sabine Fricke · Ute Hänsler
Horst Minge · Dr. Stefanie Schmid-Altringer

Leben mit Allergien

Wege aus dem Irrgarten

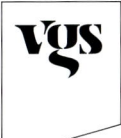

Bibliografische Information der Deutschen Bibliothek
Die Deutsche Bibliothek verzeichnet diese Publikation in der Deutschen Nationalbibliografie;
detaillierte bibliografische Daten sind im Internet über http://dnb.ddb.de abrufbar.

Die Vorschläge und Rezepte in diesem Buch sind von Autoren, Autorinnen und Verlag nach bestem
Wissen und Gewissen sorgfältig erwogen und geprüft. Autoren und Verlag übernehmen keine Haftung
für etwaige Personen-, Sach- und Vermögensschäden, die sich aus dem Gebrauch oder Missbrauch
der in diesem Buch dargestellten Informationen und Rezepte ergeben.

Bildquellen:
S. 7, 12, 14, 17, 18, 19, 20, 22, 23 (alle), 25, 26 (rechts), 31, 32, 35, 38, 44, 45, 47, 48,
51, 56, 64, 65, 66, 70, 73, 76, Mauritius – Die Bildagentur;
S. 5, 68, 80, Getty Images; S. 37 R. Cegla GmbH;
S. 42 tesa AG, Tel.: 4909-4448; S. 44 Otto Barnickel, Erlangen;
S. 50 CORBIS; S. 77 zefa, Düsseldorf;
S. 85 www.allergiealpin.info.

Alle übrigen Fotos: Stephan Wieland, Düsseldorf.
Grafiken: S. 27 © Stiftung Deutscher Polleninformationsdienst Bad Lippspringe;
alle übrigen: Designbureau Jochen Kremer/Gabi Mahler, Köln.

1. Auflage 2003
Copyright by Egmont vgs verlagsgesellschaft Köln, 2003

Umschlagfoto: Getty Images
Umschlaggestaltung: Alexander Ziegler, Köln
Redaktion: Michael Büsgen
Lektorat: Jutta Beiner-Lehner
Produktion: Wolfgang Arntz
Satz: Achim Münster, Overath
Druck: Westermann Druck, Zwickau
Printed in Germany
ISBN 3-8025-1545-5

Besuchen Sie unsere Homepage im WWW:
http://www.vgs.de

Inhalt

Vorwort   5

Allergien auf der Spur   7

Wenn das Immunsystem übers
Ziel hinausschießt ...   8
Allergien gab es immer schon   8
Rasanter Anstieg von Allergien   9
Auch der Wohnort entscheidet
über das Risiko an Allergien zu erkranken   9
Die Neigung zur Allergie wird vererbt   10
Tausend alltägliche Stoffe werden zur Gefahr   10
Kreuzreaktionen: Allergie im Doppelpack   11
Immunsystem aus dem Tritt   11
Kinder brauchen Schmutz: die Schmuddeltheorie   11
Wenn das Immunsystem so tut als ob:
Pseudo-Allergien   13

Dicke Luft: Wenn die Umwelt krank macht   14
Biofilter Schafwolle   16

Die Psyche steuert das Immunsystem   16

Kleiner Knigge für Allergiker   17
Den Kontakt mit Allergenen vermeiden   17
Hyposensibilisierung kann heilen   18
Können allergische Kinder normal geimpft werden?   19
Im akuten Fall und zur Vorbeugung: Medikamente   20

Die richtige Diagnose:
bei Allergien Detektivarbeit   21
Arzt und Patient im Dialog:
Auf der Suche nach dem „Übeltäter"   22

Wenn der Körper reagiert   25

Heuschnupfen   25
Wenn der Sommer zur Qual wird   25
Warum die Nase läuft und die Augen jucken   26
Früher, länger, intensiver – Pollenflug in Europa   27

Medikamente gegen Heuschnupfen
und allergische Bindehautentzündung   28
Antihistaminika   28
Entzündungshemmende Mittel   28
Schleimhautabschwellende Mittel   28

Natürliche Mittel der hobbythek   29
Nasentropfen   29
Mit Aromatherapie gegen Heuschnupfen   30

Asthma   31
Wenn die Luft knapp wird   31
Warum die Lunge „dicht macht"   32

Asthmamedikamente   33
Entzündungshemmende Arzneimittel   33
Bronchienerweiternde Medikamente   33

Natürliche Mittel der hobbythek   33
Lippenbremse und Zwerchfellatmung   34
Körperstellungen, die das Atmen erleichtern   35
Bei Asthma auf richtiges Atmen setzen   36
Atemgymnastik   36
Täglich mehrmals die Lungenfunktion messen!   37
Freiraum zum Atmen – sanfte Schleimlöser   38
Wirkungsvolle Tipps aus der Naturheilkunde   39

Pollenschutz im Alltag 42
Milben schonend, aber wirksam vertreiben 43
Aufs Korn genommen – Staubsauger 44

Allergien der Haut 45
Ein faszinierendes Organ: die Haut 45
Was die Haut krank machen kann 46

Wie ein Löwe im Käfig: Neurodermitis 47
Was macht den Hautausschlag zur Neurodermitis? 47
Gestörtes Immunsystem 48

Alternativen zu Kortison? 48
Protopic, Elidel und Co. 48
Warum juckt die Haut? 49
Hautfreundliche Kleidung 49
Den Juckreiz stoppen: wirksame Tipps 51

Liebevolle Pflege für die Haut 52
Ölbäder tun der Haut gut 52
Cremen à la hobbythek 53
Schon Nofretete nutzte sie: Farben für die Seele 54

Die Haut von innen heilen 55
Gamma-Linolensäure – eine hilfreiche Fettsäure 55
Milchsäurebakterien für eine gesunde Darmflora 56
Geheimtipp: Flüssiges Brot 57
Probiotische Milchsäurebakterien:
Stars unter den Mikroben 59
Probiotische Joghurt und Co. selbst gemacht 60

Nahrungsmittelallergien 62
Vom Magengrummeln bis zum
lebensbedrohlichen Schock 62
Orales Allergie-Syndrom und Kreuzallergien 63
Häufige Nahrungsmittelallergene 63
Allergieauslöser meiden! 64

Heilsame Auswege 65

Lebensfreude nutzen 65
Auch Eltern haben Bedürfnisse 66
Aktiv krank sein – Verantwortung mit tragen 67
Zum Experten der eigenen Krankheit werden 68
Gefühle für die Heilung nutzen 68
Sanfte Wirkung von Musik 69
Ruheoasen für die Familie 70
Entspannung von Anfang an – Indische Babymassage 71
Selbsthilfe auf Chinesisch – Qigong-Übungen 73
Akupressur 75
Mit Sport gegen Allergien 75

Kneipp-Kuren: Kick für das Immunsystem 77
Vom Storchengang und kalten Güssen 77

Nahrungsmittel mit allergischem Potenzial 78
Allergiker brauchen Ernährung, die schützt 78
Gesunde Ernährung: Frisch soll sie sein 79
Nickelallergie beim Essen 80

Mit allen Sinnen spielen 81
Bastelspaß mit selbst gemachtem Klebstoff 81
Bunte Klebstoff-Kraftpakete: Gummibärchen 82
Knetmasse aus der Küche 83
Sinnliche Erfahrungen trotz Allergie 84

Urlaub von der Allergie 84

Allergien als Lebensbedrohung 86
Notfallset für den Ernstfall 86
Mehr als nur ein Insektenstich … 87

Register 88

Nützliche Adressen und Links 90

Bezugsquellen 91

Liebe Leserinnen und Leser,

es ist geschafft. Diesmal liegt wirklich eine langwierige Arbeit hinter mir, verbunden mit Rückschlägen, die das – wie es sich heraus gestellt hat – äußerst anspruchsvolle Projekt immer wieder in Gefahr brachten.

Dabei ist der hobbythek das Thema Allergien gar nicht einmal so fremd – im Gegenteil.

Seit Bestehen unserer Philosophie, das sind immerhin schon fast 30 Jahre, haben wir niemals nur Rezepte präsentiert, sondern auch stets gesagt, warum dieses oder jenes nützlich oder gar gesundheitsschädlich ist. Kritik an Produkten wurde, wenn möglich, mit einer Alternative zum Selbermachen verbunden. So haben wir stets darauf geachtet, möglichst keine Stoffe in unseren berühmten Cremes und sanften Seifen zu verwenden, die allergieverdächtig sind. Unseren legendären Waschmittelbaukasten nutzen auch heute noch viele Zuschauer, darunter viele Allergiker. Mit ihm wurde es möglich, von vielen dermatologisch und ökologisch bedenklichen Universalwaschmitteln Abstand zu nehmen.

Um ganz sicher zu gehen, habe ich schon frühzeitig eine simple Methode entwickelt, mit der zusätzlich jede einzelne Komponente auf ihre Verträglichkeit untersucht werden kann. Bei einer allergischen Reaktion kann der betreffende Stoff dann ganz einfach weggelassen oder durch einen anderen ersetzt werden. Auf der Seite 24 ist dieser Allergietest ausführlich beschrieben. Nun aber zu diesem Buch, das meines Erachtens längst überfällig war. Heuschnupfen, Asthma, Neurodermitis und Allergien überhaupt haben nämlich in den letzten hundert Jahren stark zugenommen und sind heute eine wichtige Ursache von Krankheiten, vor allem bei Kindern.

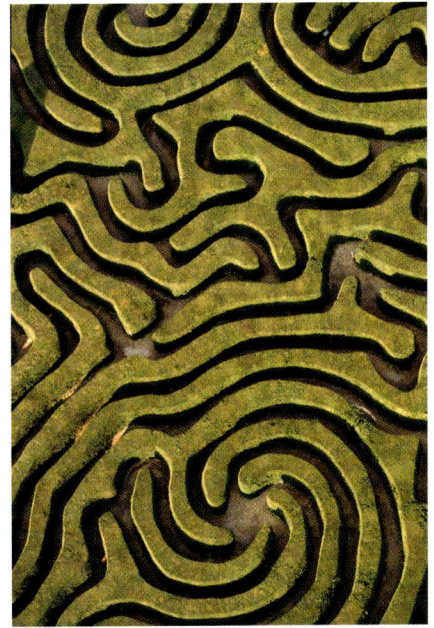

Ein großes Problem ist die Suche nach den Auslösern. Dabei kommt nämlich so ziemlich alles in Frage, weshalb es außerordentlich schwierig ist, die individuelle Anfälligkeit herauszufinden.

Aber auch unter den Therapiemöglichkeiten gilt es sorgfältig auszuwählen. Nicht selten bin ich auf Ratschläge und Hilfsmittel gestoßen, die meines Erachtens blanker Unsinn und sogar gefährlich sind. Da gibt es zum Beispiel kleine batteriebetriebene Geräte, die Pollen durch Ionenaufladung eliminieren sollen, aber nachgewiesenermaßen völlig unwirksam sind. Häufig wird sogar empfohlen, eine vaselineartige Creme in die Nase zu schmieren, damit die Pollen daran haften. Nur leider werden dadurch auch die feinen Flimmerhärchen verklebt, so dass die Reinigung der Luft eher schlechter funktioniert.

Wie so oft habe ich es meiner „guten Nase" zu verdanken, die mir den Weg aus dem Labyrinth der Widerstände herauswies. Nicht umsonst finde ich den Untertitel Wege aus dem Irrgarten passender denn je. Da ich selbst gegen Getreidepollen allergisch reagiere, lag mir das Kapitel Heuschnupfen sehr am Herzen. Im Alter von 19 Jahren hatte es mich vom ländlichen Moselstädtchen Remich in Luxemburg nach Köln gezogen. Ärzte vermuten deshalb meine Allergie als Folge der veränderten Umweltbedingungen.

Nur zu gut kenne ich das Gefühl brennender Augen, einer laufenden Nase und eines juckenden Gaumens. Während andere die Sommermonate herbei sehnten, freute ich mich im Juni und Juli auf den erlösenden

Regen oder flüchtete ans Meer nach Ibiza. Gott sei Dank ist es mir gelungen, durch eine probiotische Ernährung und bestimmte Verhaltensweisen das Übel in den Griff zu bekommen. Heute kann ich die Pollensaison praktisch ohne Einschränkung überstehen.

Es war schließlich die Asthma-Thematik, die das gesamte Projekt gefährden sollte. Ich bat seinerzeit einen asthmakranken Kollegen, mir das Gefühl eines Anfalls, den Status asthmaticus, zu beschreiben. Er bat mich daraufhin, eine Minute lang ausschließlich durch einen Trinkhalm zu atmen und dabei noch Kniebeugen zu verrichten. Unter dem Eindruck dieses wahrhaft beklemmenden Erlebnisses begab ich mich umgehend an die Recherche. Schon bald musste ich mich mit der Frage auseinander setzen, ob denn wohl Asthma für die hobbythek „eine Nummer zu groß" sein könnte? Schließlich kann es sich dabei um eine lebensbedrohliche Erkrankung handeln!

In der Medizinjournalistin Ute Hänsler und der Ärztin Dr. Stefanie Schmid-Altringer fand ich dann zwei erfahrene Autorinnen, die mich ermutigten, das Thema dennoch zu behandeln. Beiden danke ich für eine beachtliche Auswahl an Informationen und Ratschlägen, die vor allen Dingen der Prävention, aber auch der Therapie dienlich sind.

Als dann im vergangenen Winter die hobbythek-Sendung zum Thema Neurodermitis uns einen überragenden Erfolg bescherte, galt das Erscheinen dieses Buches als gesichert. Gerade während der kalten Monate verzeichnen Hautärzte einen rapiden Anstieg der juckenden Ekzeme. Eine Reihe von zum Teil unkonventionellen Therapiebausteinen konnten von uns ausgewählt und entwickelt werden. Die Sendung hatte ich von vornherein als eine Art „Probelauf" empfunden und war von der Resonanz vieler Betroffener, aber auch Mediziner überwältigt. Offenbar hat die hobbythek selbst in der heutigen Flut an Gesundheitsmagazinen nach wie vor eine Berechtigung.

Ihnen, liebe Zuschauer, danke ich deshalb für jahrelange Treue und Vertrauen.

Der praktische Charakter dieses Buches konnte im Besonderen durch den Physiker Horst Minge gestärkt werden. Seinen Ideen ist es wie gewohnt zu verdanken, Ihnen auch diese Thematik hobbythek-spezifisch nahe zu bringen.

Mein ganz besonderer Dank gilt aber an dieser Stelle meiner engen und langjährigen Kollegin Sabine Fricke. Sie ist es, die mich bereits seit geraumer Zeit während meiner Teilnahme an diversen Vorträgen und Fachtagungen würdig vertritt. Und sie hat nicht nur an dem Buch mitgeschrieben, sondern sein Gedeihen vor allem auch fachkundig und umsichtig betreut.

Nicht zu vergessen sind auch eine Reihe von Experten, die uns regelmäßig mit Rat und Tat zur Seite stehen. Stellvertretend für alle sei hier der Kölner Sportwissenschaftler Prof. Dr. Ingo Froböse genannt. Ohne die Mitarbeit dieser Fachleute wäre eine Buchreihe diesen Standards nicht denkbar.

Wie alle anderen hobbythek-Bücher zuvor wurde auch dieses so gestaltet, dass garantiert für jeden etwas dabei ist. Denn was für den Allergiker gut ist, ist auch dem gesunden Menschen dienlich. Das gilt nicht nur für die Ernährung.

Und Sie wissen ja, sollten unsere Vorschläge wider Erwarten keine Wirkung oder Linderung zeigen, vertrauen Sie sich bitte rechtzeitig einem Facharzt an. Nur er ist schließlich in der Lage, das eigentliche Problem erkennen zu können und richtig einzuschätzen. Sicher wird auch er die Tipps und Ratschläge der hobbythek befürworten und deren Anwendung mit Ihnen ausarbeiten.

So, nun wünsche ich Ihnen viel Erfolg bei der Suche nach Wegen aus der Allergie.

Ihr Jean Pütz

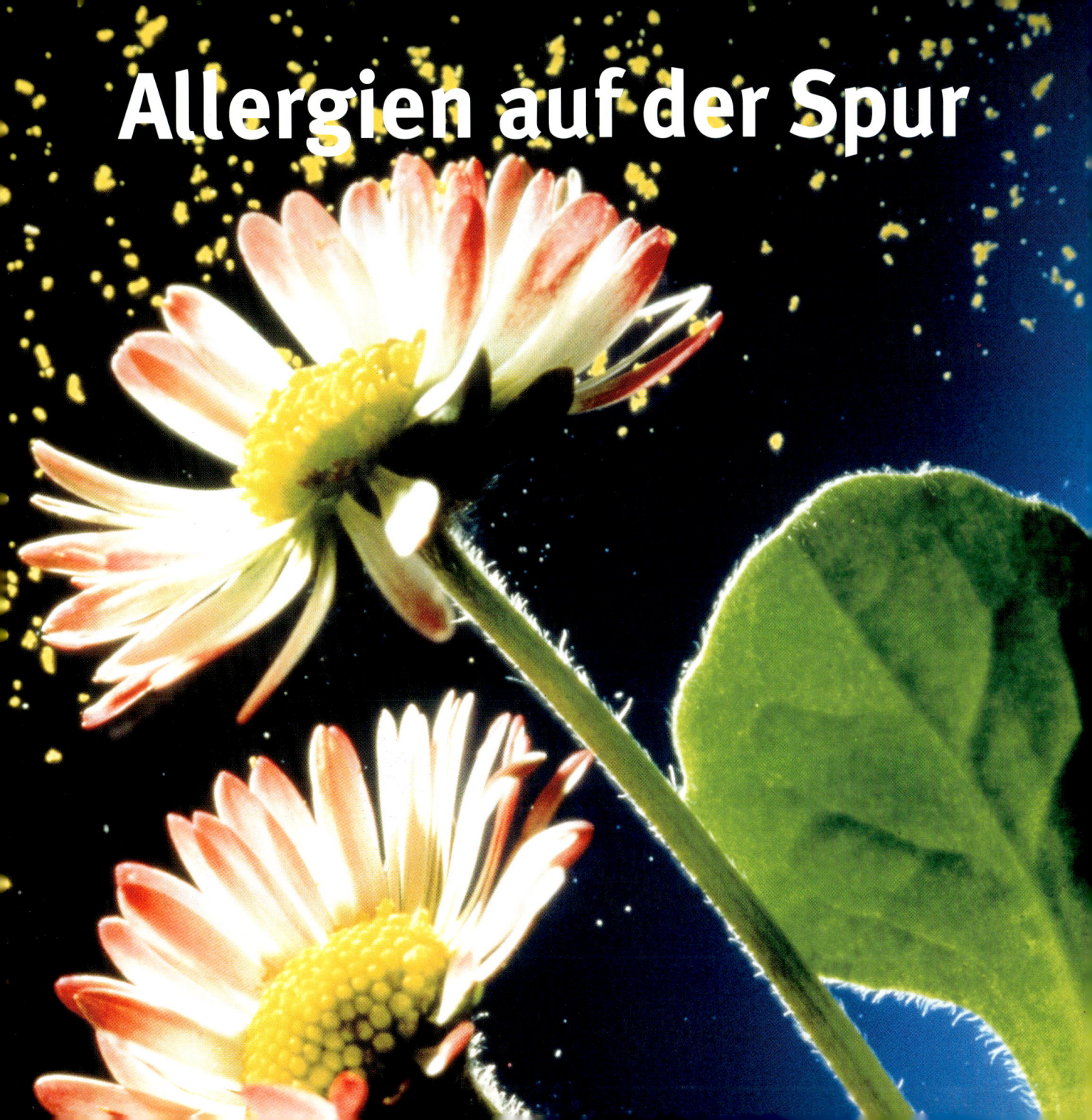

Allergien auf der Spur

WENN DAS IMMUNSYSTEM ÜBERS ZIEL HINAUSSCHIESST...

Viele Krankheiten entstehen, weil eines unserer Organe auf Sparflamme arbeitet oder seine Dienste komplett verweigert. Bei Allergien verhält sich dies gerade anders. Das Immunsystem reagiert überschießend, also unverhältnismäßig: Anstatt sich auf die Zerstörung von Krankheitserregern und anderer schädlicher Stoffe zu konzentrieren, reagiert es auf eigentlich harmlose Substanzen wie Pollen, Milcheiweiß oder Holzstaub völlig übersteigert. Rund die Hälfte aller Frauen und ein Drittel aller Männer leiden deshalb hierzulande mindestens einmal im Leben unter tränenden Augen, triefender Nase, juckender Haut oder gar Atemnot. Die Lebensqualität wird dadurch z. T. erheblich vermindert. Dies ergab eine große, europäische Bevölkerungsbefragung. Rund 70 Prozent der Teilnehmer gaben an, Allergien führten zu moderaten Einschränkungen in ihrem Alltag, rund 20 Prozent klagten über starke Einschränkungen.

Dies muss aber nicht so sein. Denn wer sich mit seiner Allergie, deren Ursachen und Behandlungsmöglichkeiten auseinandersetzt, hat gute Chancen, seine Beschwerden zu lindern und ein Stück Lebensqualität zurückzugewinnen.

■ Allergien gab es immer schon

Obwohl unsere aktuellen Lebensbedingungen bei Allergien eine große Rolle spielen, leiden die Menschen bereits seit Jahrtausenden an übersteigerten Immunreaktionen. Der griechische Arzt Hippokrates beobachtete beispielsweise, dass Ziegenmilch Hautausschläge und Atemnot hervorrufen kann. Im Mittelalter wird von einem Kardinal berichtet, der jeden Gast nach Rosen durchsuchen ließ, weil er darauf reagierte. Jahrhundertelang blieb es allerdings bei solchen Einzelbeobachtungen. Im Jahr 1831 dokumentierte ein englischer Arzt immerhin 28 Fälle von Heuschnupfen. Für damalige Verhältnisse war dies eine hohe Zahl an Patienten, die an dem ungewöhnlichen „Katarrh" litten. Nach langer Beobachtung diagnostizierte der Arzt Pollenkörner als Auslöser, freilich ohne die Mechanismen zu verstehen, die zu den Niesattacken seiner Patienten führten. Er stellte lediglich – wohl leicht verwundert – fest, dass die Betroffenen nicht aus der einfachen Landbevölkerung stammten, die tagtäglich mit verschiedenen Pollenarten in Berührung kam, sondern aus den „gehobenen Schichten". Ein anderer englischer Arzt konnte wenig später beweisen, dass Heuschnupfen nicht generell durch Heu, sondern tatsächlich durch die darin enthaltenen Pollen verursacht wird.

Zu Beginn des 20. Jahrhunderts begann die wissenschaftliche Auseinandersetzung mit dem Thema Allergien. Schnell ermittelten die Forscher Eiweiße in den Pollen als die eigentlichen Krankheitsverursacher. 1906 benutzt der Wiener Kinderarzt Clemens von Pirquet zum erstenmal den Begriff „Allergie". Er hatte zuvor Nebenwirkungen neuer Impfstoffe untersucht, die man damals als „Serumkrankheit" bezeichnete. Er führte letztere auf eine veränderte Reaktionslage des Organismus zurück, die er Allergie (griechisch: allos = anders, ergon = Reaktion) nannte.

Bereits 1911 entwickelten zwei Engländer Methoden zur Diagnose und Therapie von Allergien, die vom Prinzip her heute noch verwendet werden: Um auf Allergien zu testen, injizierten sie Pollenextrakt unter die Haut oder gaben Pollen direkt auf die Bindehaut im Auge. Zur Behandlung injizierten sie ein Pollenextrakt in steigender Dosis. Genau wie eine moderne Hyposensibilisierung sollte

---

Pollenzählen mit der Pollenfalle

Der britische Arzt Charles Blackley versuchte bereits im Jahre 1883 Pollen einzufangen und zu analysieren. Er bestrich mehrere Objektträger mit einer klebrigen Masse und stellte sie waagerecht und senkrecht in den Wind. Ungeschützte Witterungseinflüsse und mangelnde Präzision verfälschten jedoch die Messergebnisse – die genaue Anzahl der Pollen konnte er deshalb nicht bestimmen.

Moderne Pollenfallen liefern inzwischen sicherere Werte. Sie funktionieren ähnlich dem historischen Vorläufer und werden heute in vielen Ländern zur Pollenanalyse eingesetzt. Die Messgeräte sind in der Regel in mindestens zehn Metern Höhe, zum Beispiel auf Gebäudedächern, montiert. Eine Pumpe saugt Luft an und bläst sie auf eine langsam rotierende Trommel. Ein daran befestigter Kunststoffstreifen ist mit Vaseline beschichtet und fixiert die Pollen. Unter dem Mikroskop werden die eingefärbten Pollen, aber auch andere Luftpartikel identifiziert und gezählt.

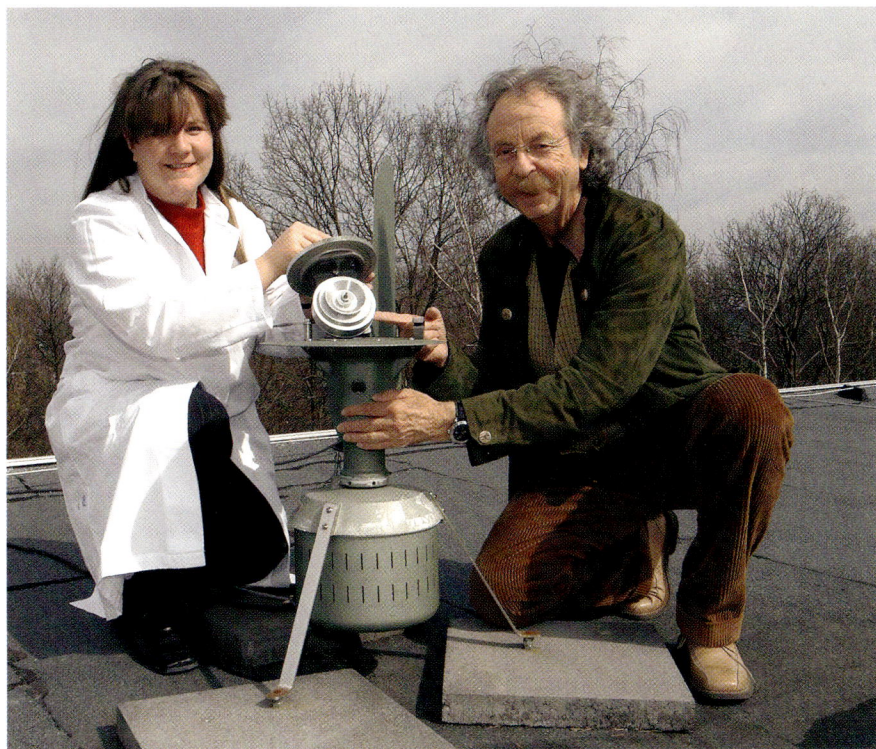

Karin Springmann von der medizinischen Fakultät der Universität Bonn erklärt Jean Pütz eine moderne Pollenfalle.

dies die Patienten unempfindlich gegen Allergene machen.

■ Rasanter Anstieg von Allergien

Während es für die Pioniere der Allergieforschung relativ schwierig war, Allergiker für ihre Untersuchungen zu finden, gibt es heute Regionen in Deutschland, wo bereits etwa jeder Dritte an einer Pollenallergie leidet. Allein in den letzten 20 Jahren hat sich die Zahl der Allergiegeplagten hierzulande insgesamt etwa verdoppelt. Auf den ersten Blick liegt die Vermutung nahe, dass dieser Anstieg auf mehr Wissen über Aller-

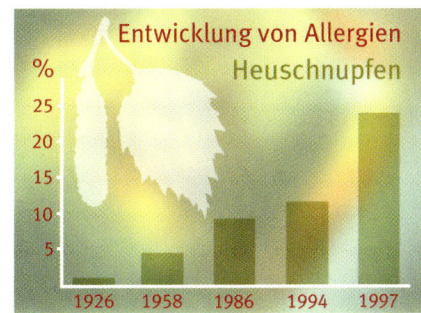

Allergien nehmen zu. Aus der Schweiz haben wir exakte Daten, die zeigen, wie dramatisch sich der Heuschnupfen seit dem Jahr 1926 entwickelt hat.

gien und bessere Diagnoseverfahren zurückgeht. Es gibt jedoch mehrere Studien, die dies zweifelsfrei widerlegen. Auch die Annahme, die Menschen seien heute mehr Allergieauslösern ausgesetzt, gilt so einfach sicherlich nicht. Denn in der Schweiz hat beispielsweise die Zahl der Heuschnupfen-Allergiker von 1926 bis 1987 von rund ein Prozent auf 15 Prozent zugenommen, ohne dass die Pollenkonzentration in gleichem Maße gestiegen ist.

■ Auch der Wohnort entscheidet über das Risiko an Allergien zu erkranken

Betrachtet man die Verbreitung von Allergien, liegen die Deutschen im internationalen Vergleich im Mittelfeld. Für die so genannte ISAAC-Studie (International Study on Asthma and Allergies in Childhood) aus dem Jahr 1995 wurden beispielsweise in 56 Ländern knapp eine halbe Million Kinder zwischen 13 und 14 Jahren nach ihren Beschwerden befragt. Etwa 13 Prozent der deutschen Kinder litten demnach während der vorangegangenen zwölf Monate an asthmatischen Beschwerden. Ebenso viele plagten sich mit allergischem Schnupfen oder Bindehautentzündung. Die allergische Hauterkrankung Neurodermitis war bei etwa sieben Prozent festgestellt worden. Die höchsten Werte für Asthma ermittelte die Studie übrigens in Peru, Neuseeland und Australien, die niedrigsten in Albanien, Russland und Lettland. Zu allergischem Schnupfen und Bindehautentzündungen kam es am häufigsten in Nigeria, Paraguay und Mali, am seltensten dagegen in Albanien, Georgien und Estland. An Neurodermitis litten vor allem Kinder in Nigeria, Großbritannien, Finnland und Schweden;

wer in Albanien, China, Indonesien oder Taiwan lebt, hat dagegen ein geringes Risiko zu erkranken.

■ Die Neigung zur Allergie wird vererbt

Neurodermitis gehört zu den drei allergischen Erkrankungen, die in medizinischen Lehrbüchern als „Atopie-Syndrom" bezeichnet werden. Zusammen mit Asthma und Heuschnupfen ist ihnen gemeinsam, dass Haut und Schleimhäute auf allergische Reize überempfindlich reagieren. Diese Veranlagung wird leider auch weiter vererbt. Kinder mit Eltern ohne Allergien haben ein rund zehnprozentiges Risiko einer Atopie. Sind beide Eltern betroffen, steigt das Risiko auf 60 bis 80 Prozent. Alle drei Krankheiten verlaufen in Schüben und sind in ihrer Stärke von individuellen Lebensumständen abhängig, d. h. selbst bei einer atopischen Veranlagung muss es nicht zwangsläufig zum Ausbruch der Krankheiten kommen. Vorbeugende Maßnahmen – zum Beispiel vor dem ersten Geburtstag keine Kuhmilch zu geben – können für den Verlauf der Atopie entscheidend sein.

■ Tausend alltägliche Stoffe werden zur Gefahr

Als Allergieauslöser, so genannte Allergene, wurden inzwischen mehrere tausend Stoffe identifiziert. Meist handelt es sich um ganz alltägliche Bestandteile unserer Umwelt. Entsprechend schwierig ist es für Allergiker, den Kontakt mit dem auslösenden Stoff zu vermeiden. Hinzu kommt: Viele Allergenquellen sind sehr komplex

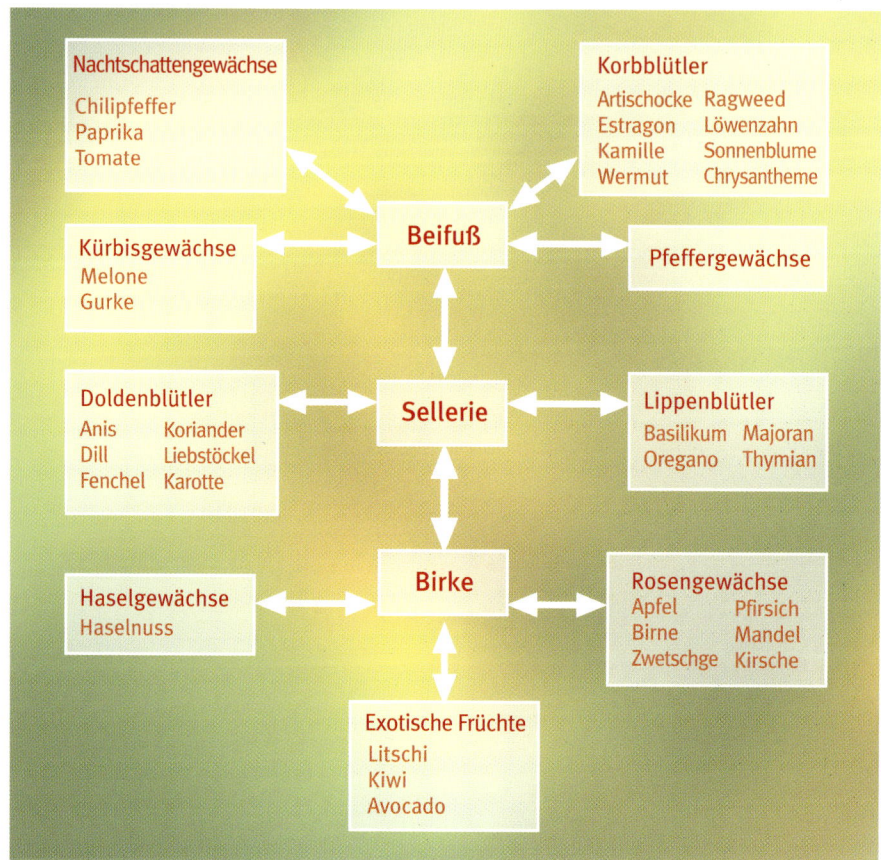

Manche Allergene sind verwandt – wer beispielsweise auf Birkenpollen allergisch reagiert, leidet häufig unter Kreuzreaktionen mit anderen Pollen, Obst, Gemüse und Gewürzen.

und können durchaus mehrere Dutzend verschiedene Substanzen enthalten.

Zu den Stoffen, die sehr häufig Allergien auslösen, gehören Pollen, also der Blütenstaub von Gräsern, Blumen, Kräutern und Bäumen. Auch der Kot der Hausstaubmilbe und Haare und Hautschuppen von Haustieren wie Meerschweinchen,

Hamster, Katze oder Hund gehören zu den gängigen Allergenen. Lebensmittelallergien werden bei Erwachsenen häufig durch bestimmte Früchte oder Nüsse, bei Kindern meist durch Kuhmilch oder Hühnerei ausgelöst (siehe *Seite 62*). Kosmetika und Desinfektionsmittel können zu allergischen Hautreaktionen führen. Schließlich gibt es Allergene, die vor allem einzelne Berufsgruppen plagen, so zum Beispiel Roggen- und Weizenmehl die Bäcker oder Holzstäube die Tischler.

■ Kreuzreaktionen: Allergie im Doppelpack

Während manche Menschen nur auf eine einzige Substanz reagieren, sind andere gegen eine lange Liste von Stoffen allergisch. Häufig liegt dies daran, dass verschiedene Allergene – auf molekularer Ebene – teilweise gleiche Strukturen haben. Das ist nicht verwunderlich, wenn es beispielsweise um verschiedene Gräser geht. Hier kann sich jeder leicht vorstellen, dass strukturelle Ähnlichkeiten bei den verschiedenen Arten vorhanden sind. Es gibt jedoch auch Kreuzallergien zwischen Pollen und Nahrungsmitteln. Über die Hälfte der Menschen, die beispielsweise an einer Birkenpollenallergie leiden, vertragen verschiedene Lebensmittel nicht, darunter Äpfel, Birnen, Kiwis, Haselnüsse oder Sellerie. Und wer an einer Latexallergie leidet, zeigt mit hoher Wahrscheinlichkeit allergische Symptome gegen bestimmte Früchte wie Bananen, Avocado oder Pfirsiche. Gerade solche Kreuzallergien haben in den letzten Jahren stark zugenommen. So hat sich beispielsweise die Zahl der Heuschnupfenpatienten, die allergische Symptome im Mund haben, nachdem sie bestimmtes Obst oder Gemüse gegessen haben, innerhalb von 15 Jahren (1980 bis 1995) verdreifacht.

■ Immunsystem aus dem Tritt

Ganz entscheidend dafür, dass unser Immunsystem ordnungsgemäß funktioniert, ist seine Fähigkeit, zwischen körpereigenen und körperfremden Stoffen zu unterscheiden. Sobald es einen fremden Stoff als gefährlich erkennt, muss es die zuständigen Abwehrmechanismen mobilisieren, um diesen unschädlich zu machen. All dies lernt unser Immunsystem vor allem während der frühkindlichen Entwicklung im Mutterleib sowie der ersten Lebensjahre. Sind diese Mechanismen der „Selbsterkennung" gestört, kommt es zu so genannten Autoimmunerkrankungen. Bei Allergien kann das Abwehrsystem zwar zwischen *körpereigen* und *körperfremd* unterscheiden, es reagiert aber völlig unangemessen auf körperfremde Stoffe, die eigentlich ungefährlich sind. Harmlose Substanzen wie Pollen oder Milcheiweiß lösen dann überflüssige Immunreaktionen aus, die noch dazu weit über ihr Ziel hinausschießen, weil sie viel mehr Antikörper produzieren, als für eine „normale" Abwehrreaktion nötig wären. Außerdem führen die gebildeten Antikörper nicht zur Immunität, wie dies vielfach bei Krankheitserregern der Fall ist. Stattdessen ist der Betroffene sensibilisiert: Mit hoher Wahrscheinlichkeit reagiert er noch empfindlicher, sobald er erneut mit dem Antigen in Berührung kommt. Es gibt allerdings auch Menschen, die jahrelang sensibilisiert sind, ohne allergische Symptome zu zeigen. Eine Erklärung für diese unterschiedlichen Reaktionen haben die Experten bisher noch nicht. Als sicher gilt, dass die Allergenkonzentration sowohl bei der Sensibilisierung als auch bei der Intensität der allergischen Reaktionen eine Rolle spielt.

■ Kinder brauchen Schmutz: die Schmuddeltheorie

Spielen im Dreck ist für Kinder eine wichtige Gesundheitsvorsorge. Mittlerweile gilt es als sicher, dass ein Immunsystem, welches in der Jugend zu wenig trainiert wurde, zu Überreaktionen neigt. Aber womit trainiert man ein Immunsystem? Ein gewisses Maß an Schmutz schadet nicht, im Gegenteil: Es bietet dem Immunsystem eine wichtige Herausforderung, um zu reifen.

Nicht zur Nachahmung empfohlen: Bandwürmer gegen Allergie

Dem japanischen Medizinprofessor Koichiro Fujita gelang es, seinen eigenen Heuschnupfen erfolgreich mit einem Bandwurm zu therapieren: Sobald das Tier in seinem Darm heranwuchs, habe er sich schlagartig besser gefühlt, berichtet der Wissenschaftler. Trotzdem ist diese ungewöhnliche Therapie natürlich nicht zu empfehlen; mit der Lösung eines Problems würde man sich dabei nämlich eine ganze Reihe neuer erkaufen. Aber Fujitas Erfolg bestätigt: Unser Immunsystem muss heutzutage andere Herausforderungen meistern als zu früheren Zeiten. Es hat sich damit unseren veränderten Lebensbedingungen angepasst. So soll ein Teil unserer Immunabwehr, der früher die Ausbreitung von Würmern und anderen Parasiten im Körper verhindert hat, mit zunehmender Hygiene schlicht „arbeitslos" geworden sein und sich deshalb darauf spezialisiert haben, harmlose Stoffe wie Blütenpollen zu bekämpfen.

Eine Studie zeigte, dass Kinder, die während der ersten Lebensjahre viel auf Bauernhöfen spielen, weniger Allergien haben, als andere. Dabei helfen letztlich nicht der Sand oder Matsch, mit dem sie dabei in Berührung kommen, sondern die Mikroorganismen, die darin leben. Sie stimulieren die Fitness unseres Immunsystems. Gefährlich sind diese Bakterien und Viren in der Regel nicht. Im schlimmsten Fall lösen sie etwa einen harmlosen Darminfekt aus. Um Allergien vorzubeugen, arbeiten Forscher deshalb auch an Impfungen mit Darmbazillen oder Erdkeimen. Wer bereits unter einer Allergie leidet, für den sind das Heu im Stall oder die Erdkeime auf entzündeter Haut allerdings ein großes Problem.

Deutsche Forscher haben zur Entdeckung dieser Schmuddeltheorie eine ganze Menge beigetragen. Denn die vierzigjährige

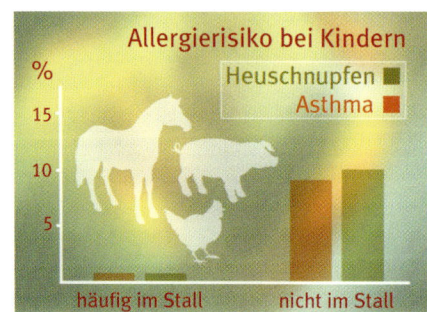

Das Ergebnis einer Studie zeigt deutlich: Kinder, die schon im ersten Lebensjahr bei Tieren im Stall spielen durften, erkranken wesentlich seltener an Asthma oder Heuschnupfen.

Teilung des Landes bescherte ihnen eine Fülle wertvoller Daten. Schließlich lebten Ost- und Westdeutsche – nicht nur politisch betrachtet – unter verschiedenen Bedingungen.

Fünf Jahre nach der Wiedervereinigung sind Wissenschaftler beispielsweise der Frage nachgegangen, wie krankheitsanfällig Kinder aus der DDR im Vergleich zu Kindern aus der Bundesrepublik waren. Ursprünglich vermuteten sie, dass die ostdeutschen aufgrund einer hohen Luftverschmutzung in vielen Gegenden größere Probleme hatten.

Sehr überrascht waren die Experten, als sie genau das Gegenteil fanden. Die Erklärung: In den in der DDR obligatorischen Kinderkrippen und Kindergärten wurden fleißig Bakterien und Viren ausgetauscht. Auf diese Weise trainierten bereits kleine Kinder ihr Immunsystem und waren weniger krankheitsanfällig. Natürlich heißt dies nicht, dass Hygiene generell schadet, nur auf das richtige Maß kommt es an (mehr dazu auf *Seite 52*).

Übrigens: einem Erwachsenen, der mit übertriebener Sauberkeit aufgewachsen ist, hilft das „Suhlen im Dreck" nicht mehr. Er kann jedoch beispielsweise sein Immunsystem durch probiotische Bakterien in Joghurt oder Quark trainieren (siehe *Seite 59*).

Allergietypen

Je nachdem, welche Immunzellen und Antikörper an den verschiedenen Abwehrreaktionen beteiligt sind, lassen sich Allergien in unterschiedliche Typen einteilen. Die meisten sind Typ-I- oder Sofort-Typ-Allergien. Sie werden als solche bezeichnet, weil die allergischen Symptome direkt nach dem Kontakt mit Allergenen auftreten. Typ-II-Allergien werden vor allem

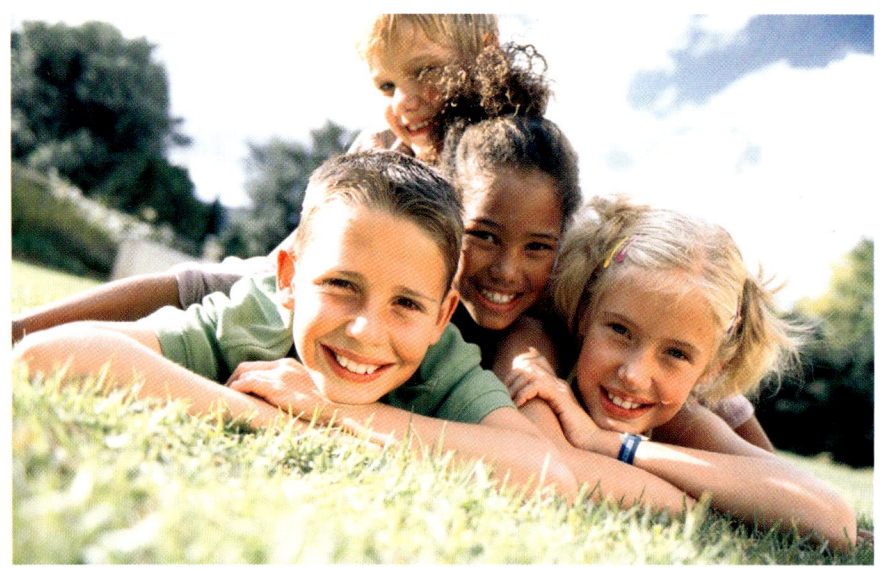

Eine Kindheit in der Natur schützt dauerhaft vor Asthma und Allergien, besagt die Schmuddeltheorie.

Sobald Antigene, zum Beispiel Birkenpollen, in den Körper gelangen, fangen spezielle Immunzellen (B-Zellen) an, sich zu vermehren und Antikörper der Klasse IgE zu produzieren. Diese Eiweißstoffe lagern sich an Mastzellen an. Der Betroffene ist jetzt gegen Birkenpollen sensibilisiert – er ist aber noch beschwerdefrei. Erst wenn er beispielsweise im nächsten Frühjahr wieder mit Birkenpollen in Kontakt kommt, heften sich Antigene an die IgE-Antikörper unter anderem auf den Mastzellen. Letztere explodieren förmlich und setzen große Mengen Histamin und andere Botenstoffe frei. Dies führt zu allergischen Reaktionen wie Niesattacken oder tränenden Augen.

Im Test: „Fänger" von Antikörpern der Typ-I-Allergien

Ärzte untersuchen zurzeit im Rahmen klinischer Studien ein neues Medikament, das IgE-Antikörper abfängt, die der Körper nach einem Allergenkontakt produziert. Die allergischen Symptome werden dadurch – theoretisch – unterbunden. Denn das Arzneimittel verhindert, dass IgE-Antikörper an Mastzellen andocken und Histamin und andere Botenstoffe freisetzen.

Verlaufen die Studien erfolgreich, soll der neue Wirkstoff vor allem gegen Asthma, möglicherweise auch gegen Heuschnupfen zum Einsatz kommen.

durch Arzneimittel ausgelöst. Hier führen bestimmte Antikörper zur Zerstörung von Körperzellen, beispielsweise von roten oder weißen Blutkörperchen. Die Krankheitssymptome zeigen sich wenige Minuten nach dem Allergenkontakt. Auch Typ-III-Allergien werden in der Regel durch Medikamente ausgelöst. Hier treten Symptome aber erst mehrere Stunden oder Tage nach dem Kontakt mit den Allergenen auf.

Am zweithäufigsten nach Typ-I- sind Typ-IV-Allergien. Hierzu zählen vor allem Kontaktallergien, etwa gegen Metalle oder Latex. Anstelle von Antikörpern reagieren dabei sensibilisierte weiße Blutkörperchen (T-Lymphozyten) auf Allergene,

die in den Körper eingedrungen sind. Sie setzen Stoffe frei, die an der Hautkontaktstelle zu Entzündungen führen. Da diese erst nach ein bis drei Tagen auftreten, werden Typ-IV- auch als Spättyp-Allergien bezeichnet.

■ Wenn das Immunsystem so tut als ob: Pseudo-Allergien

Die Symptome einer Allergie – wie zum Beispiel Schnupfen, Atembeschwerden, Magen-Darm-Probleme, Haut- oder Kreislaufreaktionen – können auch ohne Beteiligung des Immunsystems ausgelöst werden. Häufige Ursachen sind Arzneimittel, etwa Betäubungs- oder Röntgenkontrastmittel. Aber auch physikalische Reize wie

Hitze, Kälte, Licht oder Druck können – wenn auch seltener – zu pseudo-allergischen Reaktionen führen.

Vergleichbar den Arzneimitteln können auch Lebensmittel pseudo-allergische Beschwerden auslösen. Verantwortlich sind dann Stoffe, die darin enthalten sind: Farbstoffe, Konservierungsstoffe, wie Benzoesäure oder Sulfit. Auch Salicylate können pseudo-allergische Reaktionen auslösen. Besonders viel dieser Substanz findet sich in Beerenfrüchten, Orangen, Aprikosen, Ananas, Gurken, Oliven, Weintrauben und Wein. Rotwein enthält zudem Histamin und andere wirksame biogene Amine. Pseudo-allergische Reaktionen können auch hier die Folge sein. Biogene Amine finden sich generell in Lebensmitteln, die mit Mikroben hergestellt wurden, wie zum Beispiel einigen Käsesorten, Sauerkraut oder Hefeextrakten. Pseudoallergische Reaktionen zeigen sich übrigens schon beim ersten Kontakt mit dem Allergen, denn die Sensibilisierung entfällt. Da die Symptome identisch sind, lassen sich allergische und pseudo-allergische Reaktionen häufig zunächst schwer unterscheiden. Eine präzise Diagnose ist jedoch wichtig für eine erfolgreiche Behandlung.

Ein Tipp für Menschen, die auf Acetylsalicylsäure überempfindlich reagieren: Achten Sie bei den Inhaltsstoffen Ihrer Lebensmittel auf „Antioxidantien". Bei diesen Konservierungsstoffen kann es sich auch um „Salicylate" handeln. Außerdem gibt es bei dieser Art der Überempfindlichkeit häufig eine Kreuzallergie (siehe *Seite 11*) auf „Benzoesäure", die ebenfalls der Konservierung dient.

DICKE LUFT: WENN DIE UMWELT KRANK MACHT

Pollen richten in verschmutzter Luft mehr Schaden an als in reiner. Denn auch durch die eingeatmeten Schadstoffe wird das Immunsystem zur Ausschüttung von Antikörpern und allergischen Botenstoffen angeregt. Die Pollen treffen dann auf eine größere Menge reaktionsbereiter Abwehrsubstanzen. Sie greifen die Schleimhäute des Menschen aber auch direkt an. Auf diese Weise haben Pollen und andere Allergene leichtes Spiel in unseren Körper einzudringen.

Den Konzentrationsanstieg der Gifte in unserer Umwelt sehen manche Experten als Hauptursache für die dramatische Zunahme der Allergien in den vergangenen Jahren an. Denn Menschen, die in Städten mit großer Belastung durch Autoabgase leben, leiden wesentlich häufiger unter einer Allergie gegen Zedernpollen und in Folge dessen unter Heuschnupfen, als Menschen, die auf dem Land leben und saubere Luft einatmen. Dies ergaben Untersuchungen aus Japan. Eine europäische Studie zeigt sogar, dass Kinder, die weniger als 100 Meter von einer stark befahrenen Straße entfernt wohnen, doppelt so häufig Allergien haben wie Kinder aus anderen Wohngebieten. Auch haben viele Patienten mit Heuschnupfen und Asthma an Tagen mit hoher Luftverschmutzung mehr Beschwerden als an anderen. Dies gilt beispielsweise auch für Sommertage mit erhöhten Ozonwerten. Hier haben Ärzte festgestellt, dass ein Drittel mehr Asthmatiker eine Notfall-Ambulanz aufsuchen als an Tagen mit niedriger Ozonbelastung. In Verbindung mit körperlicher Bewegung bewirkt Ozon, dass die Schleimhäute, also auch die Bronchien, durchlässiger werden. Allergene dringen leichter in den Körper ein.

Bei Kindern aus dem Düsseldorfer und Kölner Raum fanden Forscher wesentlich mehr spezifische Immunglobuline des Typs E gegen Inhalationallergene, wie zum Beispiel Hausstaubmilben, als bei Kindern aus dem Reinluftgebiet Borken.

Probleme bereitet jedoch nicht nur die Außenluft. Zunehmend macht unserer Gesundheit auch das Klima in Innenräumen zu schaffen. Um Heizkosten zu sparen, werden Wohnräume heute so abgedichtet, dass kaum mehr Luft mit der Umgebung ausgetauscht wird. Wird zusätzlich falsch gelüftet, führt dies zu gleichmäßigeren, meist auch höheren Innenraum-Temperaturen, höherer Luftfeuchtigkeit und höheren Konzentrationen vieler Innenraumallergene – das „prominenteste" davon ist die Hausstaubmilbe. Wer hohe Populationen der winzigen Mitbewohner zulässt, erhöht damit nicht nur sein Risiko der Sensibilisierung, sondern auch einer besonders heftigen allergischen Reaktion.

Wie dramatisch sich schlechte Luft auswirken kann, wissen wir auch vom blauen Dunst. Neueste Studien belegen zum Beispiel, dass sowohl Kinder, deren Mütter während Schwangerschaft und Stillzeit rauchten, als auch Kinder aus Raucherfamilien häufiger an Neurodermitis leiden. Diese Zusammenhänge gelten wissenschaftlich als gesichert.

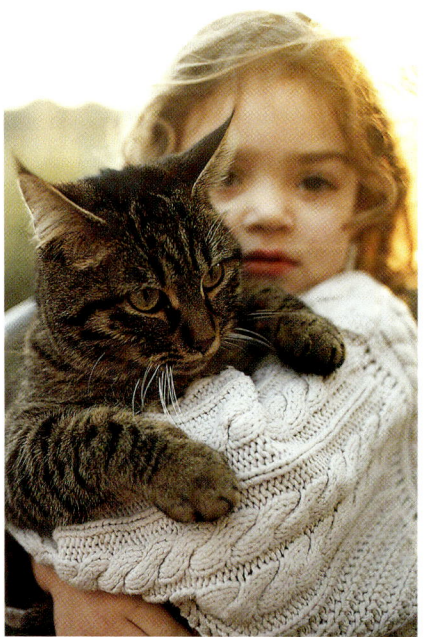

Haustiere gelten allgemein als Allergieauslöser. Diese Haltung gerät ins Wanken. Eine aktuelle amerikanische Studie zeigt, dass Kinder, die mit mindestens zwei Katzen oder Hunden aufwuchsen, nur halb so oft an Allergien erkrankten wie Kinder ohne Haustiere. Diese Ergebnisse scheinen die Schmuddeltheorie zu bestätigen. Deutsche Allergologen zeigen sich allerdings noch sehr skeptisch.

Schwieriger, als Zigarettenrauch zu meiden, ist es, sich versteckten Allergie-Auslösern zu entziehen. Klebstoffe, Farben und Lacke, Holzschutzmittel, Putz- und Mörtelprodukte, Bauholz, Möbel, Wandverkleidungen und Bodenbeläge, Kosmetika, Putzmittel usw. können schädliche Substanzen an die Umgebung abgeben. Rund 2500 verschiedene Luftschadstoffe konnten Wissenschaftler bislang identifizieren. Gesetzliche Regelungen, Höchstwerte oder Grenzkonzentrationen für die Luft in unseren Wohnungen existieren bis heute kaum. Fomaldehyd gilt dabei nach wie vor als besonders bedenklich; es kann Allergien hervorrufen und ist als Allerweltschemikalie in unzähligen Produkten enthalten.

Vorsicht beim Umgang mit Holzschutzmitteln in Innenräumen!

Der Informationsdienst aid warnt: „Vor allem in Bau- und Hobbymärkten befinden sich nach wie vor Holzschutzmittel im Handel ohne amtlichen Nachweis der Wirksamkeit, ohne Prüfung auf gesundheits- und umweltbezogene Unbedenklichkeit, mit mangelnden bis irreführenden Anwenderhinweisen. Es gibt kein oder nur ein geringes Angebot geprüfter Holzschutzmittel, das Verkaufspersonal hat häufig keine Kenntnis über das RAL-Gütezeichen.“

Eigenhändig die Raumluft testen

Wie hoch die Belastung mit Formaldehyd ist, lässt sich mit einem Schnelltest aus der Apotheke feststellen. Für eine erste orientierende Messung wird der Indikator zentral in den Raum gehängt. Nach zwei Stunden wird das Ergebnis abgelesen.

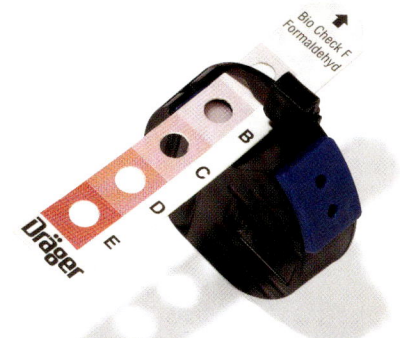

Formaldehyd: **Liegt die Konzentration über dem Grenzwert von 0,1 Milliliter pro Kubikmeter Luft, sollte die Quelle durch einen Fachmann ausfindig gemacht und über eine Sanierung nachgedacht werden.**

Beratung in Umweltambulanzen

Wenn Sie den Verdacht haben, dass Ihre Raumluft stark belastet ist, sprechen Sie zunächst mit einem Arzt. Ein weiterer Schritt kann der Kontakt zu einem Fachmann sein. Wir empfehlen umweltmedizinische Ambulanzen, wie sie an etlichen Universitäten eingerichtet worden sind. Die Beratungen sind dort in der Regel kostenfrei. Eine aktuelle Liste der Beratungsstellen finden Sie im Internet unter: www.scientificjournals.com/sj/db/pdf/ufp/beratungsstellen.pdf
Dort erhalten Sie auch Adressen seriöser Firmen oder Institute, die Messungen sachgerecht durchführen.

◼ Biofilter Schafwolle

Bei geringeren Belastungen kann ein genauso einfaches wie umweltfreundliches Produkt helfen. Schafwolle bindet Formaldehyd, genauso wie Tabakrauch und andere Geruchsstoffe, und hält diese über einen Zeitraum von etwa zehn Jahren fest. Um messbare Erfolge zu erzielen, muss die Schafwolle großflächig eingesetzt werden. Das lässt sich einfach und dekorativ mit Berberteppichen, Flokatis oder anderen Bodenbelägen aus reiner, unbehandelter Schafwolle erreichen. Viele Allergiker haben allerdings Probleme mit Wolle. Sie reagieren auf die Fasern und auch auf die Staubmilben, die sich darin pudelwohl fühlen.

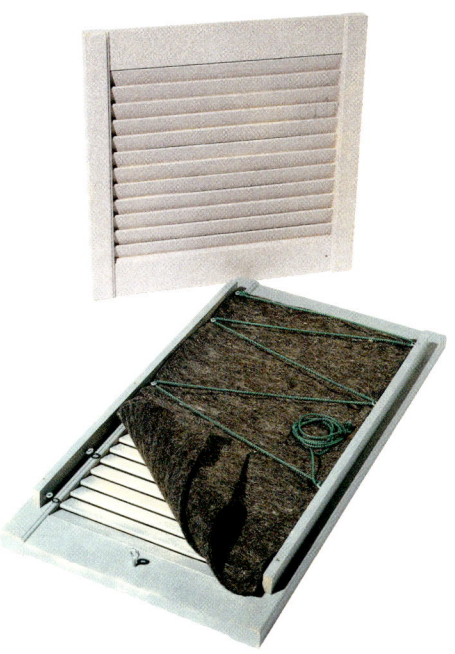

Das Schafwollvlies verschwindet hinter den seitlich angebrachten Holzleisten.

Deshalb empfehlen wir Betroffenen spezielle Schafwollvliese, die eigens zum Filtern der Luft entwickelt wurden. Sie sind sehr effektiv, und da sie auch verdeckt an der Wand angebracht werden können, kommt man damit nicht in Berührung. Mit solchen Vliesen wurden schon ganze Häuser und sogar Kindergärten saniert. Für einen Wohnraum von ca. 20 Quadratmetern Bodenfläche braucht man ein Vlies von etwa 1 x 1,5 Meter. Im Fachhandel sind Module, in denen die Vliese integriert sind, erhältlich. Obwohl optisch sehr ansprechend, sind sie aber mit einem Preis von ca. € 280,- Euro pro Quadratmeter recht teuer.

Viel preiswerter und genauso wirkungsvoll ist die hobbythek-Variante zum Selberbauen.

Schafwollvlies-Modul

Lamellentüre
Schafwollvlies (Kairatin®), 10 mm dick
Kantholz, Querschnitt 10 x 40 mm
kleine Schraubösen
1 große Schrauböse, 45 mm lang
Schnur

Die benötigten Schafwollvliese sind als Meterware in unterschiedlichen Stärken erhältlich. Ein Quadratmeter, ein Zentimeter dick, kostet etwa € 30,–. Lamellentüren aus Massivholz, die in unterschiedlichen Größen im Baumarkt erhältlich sind, eignen sich als Verkleidung und können mit einer passenden Farbe oder Lasur auf die Einrichtung abgestimmt werden. Das Vlies wird rückseitig mit gespannten Schnüren

gehalten. Dazu drehen Sie kleine Schraubösen ein. Bringen Sie, für den nötigen Wandabstand, etwa vier Zentimeter breite Holzleisten an.

Eine größere Schrauböse dient als Wandhalterung. Die optimale Funktion wird in der Nähe von Heizungen erreicht, da hier die Luftströmung vergleichsweise hoch ist. Übrigens, auch im Auto ist ein solches Vlies von Vorteil, zum Beispiel hinten auf der Hutablage platziert. Es absorbiert die Schadstoffe, die gerade Neuwagen oft ausdünsten.

DIE PSYCHE STEUERT DAS IMMUNSYSTEM

Welche Rolle spielt die Psyche bei Allergien? Gibt es Menschen, die aufgrund ihrer Psyche besonders anfällig für Allergien sind? Mit dem Zusammenhang zwischen Psyche und Krankheit beschäftigen sich Forscher und Ärzte seit langem. Die Ergebnisse waren allerdings oft spekulativ und sorgten nicht selten für hitzige wissenschaftliche Auseinandersetzungen. Erst Vertreter eines relativ jungen Forschungsgebiets, der Psychoneuroimmunologie, konnten zweifelsfrei beweisen, dass die Psyche über biochemische Botenstoffe (Neurotransmitter) Stoffwechselprozesse im Körper und damit auch das Immunsystem beeinflusst.

Umgekehrt kann jede chronische Krankheit, die ständiges Unwohlsein produziert, die vielleicht sogar wie beim Asthma mit Atemnot und Todesangst verbunden ist, die Psyche eines Menschen verändern. Für sein psychisches Wohlergehen Sorge zu tragen, dient demnach auch der

Wie Kinder sich unbewusst Zuwendung holen

Allergische Symptome können leider auch durch unbewusste psychologische Lernprozesse ausgelöst werden:

1. Marie hat allergisches Asthma. Jedesmal, wenn sie unter Atemnot leidet, kümmert sich mindestens ein Elternteil intensiv um sie.
2. Heute sitzt Maries Vater am Schreibtisch und will nicht gestört werden. Marie soll alleine im Kinderzimmer spielen.
3. Nach wenigen Minuten kommt Marie, nach Luft ringend, zum Vater. Er lässt alles stehen und liegen und versorgt seine Tochter.

Marie handelt unbewusst und nicht aus Bosheit. Vor allem simuliert sie nicht, sie leidet tatsächlich an echten Symptomen. Gerade deshalb wird das „Erzwingen" von Zuwendung in vielen Familien zum großen Problem. Der Rat der Experten klingt einfach, ist für Eltern allergiekranker Kinder aber immer wieder eine schwierige Gratwanderung: „Schenken Sie Ihrem Kind ausreichend Zuwendung, nicht nur wenn es akut unter Atemnot, Juckreiz oder ähnlichen Symptomen leidet." Denn nur wenn die positiven Folgen für das Kind (Zuwendung) die negativen (Atemnot, Juckreiz) nicht mehr überwiegen, wird es lernen, dass es sich nicht lohnt, mit Krankheitssymptomen Aufmerksamkeit zu erzwingen.

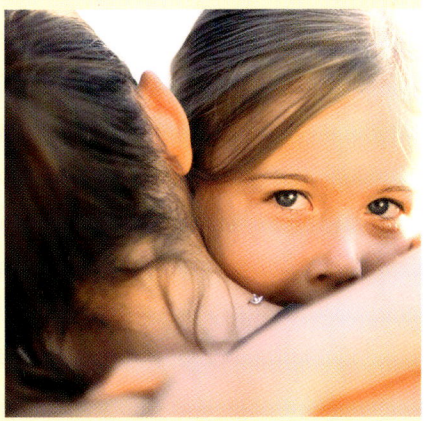

Kinder – aber auch Erwachsene – scheinen Krankheitssymptome häufig als psychisches Druckmittel einzusetzen.

Wie die Psyche Krankheitssymptome „erlernt"

1. Der fünfjährige Leon darf zweimal pro Woche eine Kindersendung im Fernsehen sehen.
2. Eine Zeit lang knabbert er währenddessen regelmäßig Kekse. Ohne dass es die Mutter zunächst mitbekommt, verspürt Leon dabei starken Juckreiz und kratzt sich, weil er die Plätzchen nicht verträgt.
3. Erst nach einiger Zeit merkt die Mutter, dass die Kekse die Ursache für Leons allergische Symptome sind und sorgt dafür, dass ihr Sohn keine mehr bekommt.
4. Obwohl Leon während des Fernsehens nichts mehr isst, verspürt er dabei immer noch heftiges Jucken und kratzt sich wund.

Unbewusst verbindet Leon das Fernsehen mit Juckreiz, obwohl der eigentliche Auslöser, die Kekse, beseitigt wurden. Erst mit der Zeit wird sein Unterbewusstsein wieder „umlernen", so dass er beschwerdefrei Fernsehen schauen kann.

Heilung. Sonst besteht zumindest das Risiko, dass sich die Krankheitssymptome allein aufgrund des Gefühls der Angst und der Hoffnungslosigkeit weiter verschlimmern. Viele Allergiker kennen das: Ihre Haut juckt immer dann besonders stark, wenn sie Ärger mit dem Chef haben oder sich große Sorgen um die Kinder machen. Solcher Stress kann nicht nur den Blutdruck in die Höhe treiben, er beeinflusst auch nachweislich das Immunsystem und damit allergische Reaktionen. Weil er auch die Muskelspannung erhöht, unter anderem im Bronchialsystem, kann psychische Belastung sogar einen Asthmaanfall auslösen. Die seelische Seite mit einzubeziehen ist in jedem Fall ein wichtiger Schritt in allen Therapien.

Entspannungstechniken wie Autogenes Training, Progressive Muskelentspannung oder Qigong (siehe *Seite 73*) können für die nötige innere Ruhe sorgen. Regelmäßiges Üben bestimmt hier den Erfolg. Eine Reihe unterschiedlicher Entspannungsverfahren finden sich auch im hobbythek-Buch „Gesunder Rücken".

KLEINER KNIGGE FÜR ALLERGIKER

■ Den Kontakt mit Allergenen vermeiden

Den allergieauslösenden Stoffen konsequent aus dem Weg zu gehen, ist das oberste Gebot.

Dies gilt meist ein Leben lang, denn auch wenn keine Symptome mehr auftreten, bleibt die Sensibilisierung, also die Bereitschaft zu erkranken, bestehen. Zwei Voraussetzungen müssen allerdings erfüllt sein, damit ein Betroffener sein Leiden auf diesem scheinbar simplen Weg aus der Welt schaffen kann:

- Er muss die Allergene kennen, auf die er reagiert.
- Er muss ihnen aus dem Weg gehen können.

Bei einer Allergie auf Erdnüsse ist das vergleichsweise einfach. Für Hausstaubmilben-Allergiker gestaltet sich die Sache dagegen schon komplizierter. Trotzdem lohnt es sich, den Kampf gegen die winzigen Plagegeister aufzunehmen: Je weniger Kontakt mit Allergenen, desto weniger Beschwerden (siehe *Seite 42*).

■ Hyposensibilisierung kann heilen

Die einzige ursächliche Behandlung gegen Allergien ist die spezifische Immuntherapie, auch Hyposensibilisierung genannt. Dabei ermittelt ein Arzt, gegen welche Stoffe der Patient allergisch ist. Der Betroffene wird über einen längeren Zeitraum hinweg immer wieder mit steigenden Dosen des Allergie auslösenden Stoffs „geimpft". Das Immunsystem gewöhnt sich an das Allergen, die massiven Reaktionen bleiben aus; im Idealfall ist der Patient beschwerdefrei. Lange Jahre war sie sehr umstritten, bis sich unter anderem die Weltgesundheitsorganisation (WHO) für höhere Standards und bessere Qualitätskontrollen einsetzte.

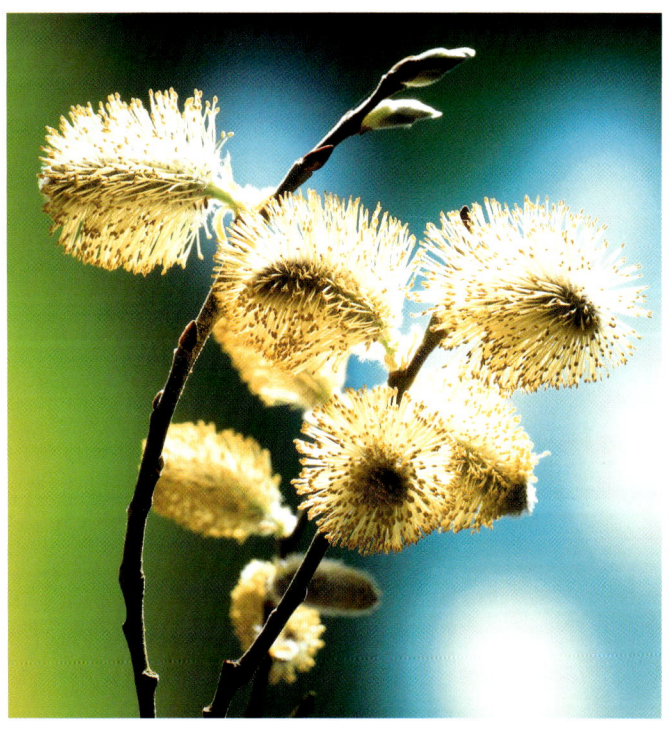

Stoffen, auf die man allergisch reagiert, konsequent aus dem Weg zu gehen, ist nicht immer möglich.

Bei der Hyposensibilisierung zu beachten

Es ist wichtig, die vereinbarten Termine einzuhalten. Nur so kann die erwünschte Wirkung erzielt und Nebenwirkungen vermieden werden.

Der Arzt möchte vor jeder Injektion wissen:

- wie Sie die letzte Injektion vertragen haben;
- ob in der Zwischenzeit medizinische Probleme aufgetreten sind;
- ob Sie neue Medikamente oder Medikamente mit veränderter Dosierung einnehmen;
- ob Sie zwischenzeitlich geimpft wurden oder Impfungen planen;
- ob der Verdacht einer Schwangerschaft besteht.

Bleiben Sie nach der Injektion mindestens 30 Minuten in der Arztpraxis. Melden Sie sich sofort, falls Sie Nebenwirkungen spüren. Meiden Sie drei bis vier Stunden lang schwere körperliche Belastungen und Alkohol.

Heute gilt die spezifische Immuntherapie als sicher, wenn sie von erfahrenen Ärzten verabreicht wird. Besonders wirksam ist sie bei Insektengiftallergien, bei Heuschnupfen und Asthma aufgrund einer Pollen-, Hausstaubmilben- oder Tierallergie. Geringe Erfolge zeigt sie bei allergischen Hauterkrankungen.

Die Behandlung erfordert allerdings viel Geduld – sie kann bis zu fünf Jahren dauern. Doch bereits nach dem ersten Jahr können sich die Beschwerden merklich verringern. Die Hyposensibilisierung wird häufig auch als „Impfung" bezeichnet. Gefährliche Nebenwirkungen sind selten.

Weil viele Menschen Angst vor Spritzen haben, gibt es inzwischen auch Allergenextrakte, die unter die Zunge getropft werden. Ob diese Methode allerdings genauso effektiv ist wie das Spritzen der Extrakte, steht noch nicht fest. Ist eine Hyposensibilisierung erfolgreich, lindert sie nicht nur bestehende Symptome. Vielmehr kann sie der Sensibilisierung gegen weitere Allergene vorbeugen. Und sie kann den so genannten Etagenwechsel verhindern, dass aus Heuschnupfen allergisches Asthma wird, wie es heute bei einem Drittel der Patienten der Fall ist. Deshalb empfehlen viele Ärzte, eine Allergie frühzeitig mit einer Hyposensibilisierung zu behandeln.

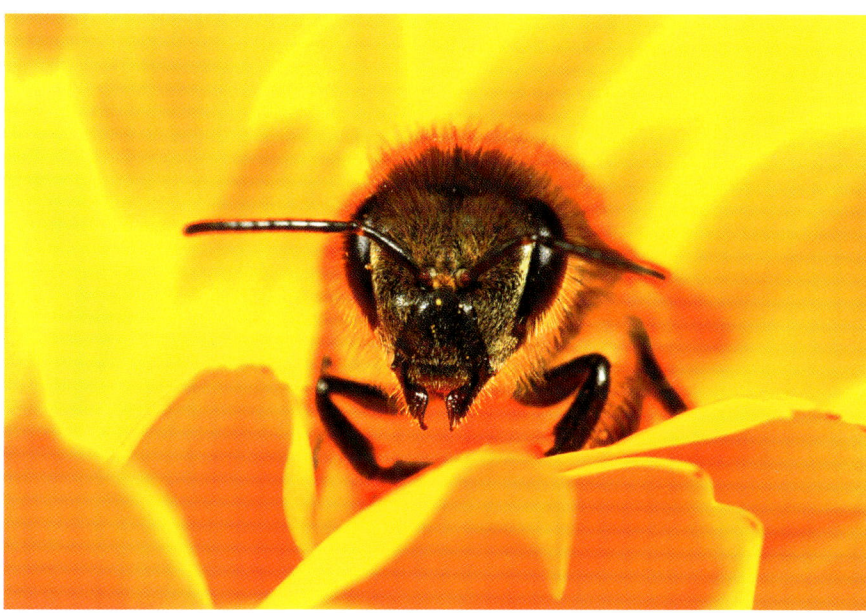
Heilmittel aus der Natur – Honig.

■ Können allergische Kinder normal geimpft werden?

Häufig verschlechtern sich Allergien nach Impfungen deutlich oder brechen sogar erst aus. Die Eltern stehen dann vor dem Dilemma, ob sie dies in Kauf nehmen oder in Zukunft auf schützende Impfungen verzichten.
Versuchen Sie mit Ihrem Kinderarzt zu klären, welche Impfungen dringend nötig sind. Möglicherweise sind nur bestimmte Bestandteile des Impfstoffs an der allergischen Reaktion schuld. Der Masern/Mumps-Impfstoff wird beispielsweise auf Hühnereibasis hergestellt, Impfstoffe gegen Tetanus oder Diphtherie enthalten Konservierungsstoffe, die manche Kinder nicht vertragen. Fragen Sie nach allergenarmen Alternativen. Anstatt der sonst üblichen Mehrfachimpfung empfehlen einige Experten bei Allergien die einzelnen Impfstoffe getrennt zu verabreichen. Sinnvoll ist es in jedem Fall, Ihr Kind nur in einer stabilen Phase impfen zu lassen. Außerdem sollten die Kinder seit mindestens sechs bis acht Wochen kein Kortison und Antibiotika mehr eingenommen haben.

> *„Honig, muss ich Euch sagen,*
> *geht über alle Gerichte"*
> **Johann Wolfgang von Goethe:**
> **Reineke Fuchs**

Vielleicht einen Versuch wert: Honig zur Hyposensibilisierung

In vielen Kulturen wird Honig seit jeher als Arznei- und Stärkungsmittel sehr geschätzt. Schon Hippokrates, der berühmte Arzt der Antike, nutzte die fiebersenkende Kraft des Honigs und setzte ihn zudem gegen Wunden ein. Auch heute wird Honig in der Alternativen Medizin zur Behandlung unterschiedlichster Erkrankungen, angefangen bei Kopfschmerzen und Schlaflosigkeit, bis hin zu Verstopfungen und Bronchialleiden, eingesetzt.
Allerdings sind die meisten Berichte über Heilwirkungen von Honig wissenschaftlich nicht haltbar. Erschwerend kommt hinzu, dass Honig ein billiges Naturprodukt ist. Arzneimittelfirmen haben kein Interesse,

seine Wirksamkeit zu erforschen, denn er lässt sich weder standardisieren noch patentieren.

Da Bienenhonig Pollen enthält, kann er – theoretisch – ähnlich wie eine Hyposensibilisierung wirken. Einen gesicherten Nachweis für diese Therapie gibt es zwar nicht, dennoch berichten viele Pollenallergiker über gute Erfolge.

Der verwendete Honig sollte dabei aus der näheren Umgebung stammen, damit er die heimischen Pollen enthält, und kalt geschleudert sein. Das Branchenverzeichnis gibt Auskunft über Imkereien in Ihrer Nähe. Sinnvollerweise sollte die Honigtherapie einige Monate vor der Pollensaison beginnen. Die konsumierte Honigmenge wird dabei langsam gesteigert.

Achtung: Säuglinge unter einem Jahr sollen noch keinen Honig essen.

■ Drei Monate vor dem voraussichtlichen Ausbruch des Heuschnupfens nimmt man nach jeder Mahlzeit 1 EL Wabenhonig.

Abends vor dem Schlafengehen.

1 EL Wabenhonig verrührt in
1 Glas lauwarmem Wasser

■ Zwei Wochen vor dem erwarteten Ausbruch der Allergie morgens vor dem Frühstück und abends vor dem Schlafengehen

2 TL Wabenhonig
2 TL Obstessig verrühren in
1 Glas lauwarmem Wasser

■ Zusätzlich sechsmal täglich 15 Minuten lang **ein Stück Bienenwabe** kauen, das der Größe eines Kaugummis entspricht. Das hilft außerdem bei Entzündungen im Mund- und Rachenraum.

Sofern keine Gegenreaktionen auftreten, sollte auch während der gesamten Heuschnupfensaison die Honigbehandlung fortgesetzt werden.

Honig ist lange haltbar

Der Zuckergehalt des Honigs beträgt etwa 80 Prozent. Dadurch ist dieses Naturprodukt auch ohne Konservierungsstoffe praktisch unbegrenzt haltbar. In ägyptischen Gräbern fand man Honig in Tongefäßen, die mit Bienenwachs verschlossen waren. Dieser Honig war nach Jahrtausenden noch genießbar.

Wir empfehlen, Honig dunkel und kühl bei etwa 18 °C aufzubewahren. Dann ist er ohne Qualitätseinbußen mindestens zwei Jahre haltbar. Honig im geöffneten Gefäß sollte innerhalb eines halben Jahres verbraucht werden.

Honig, der Kristalle gebildet hat, ist nicht verdorben. Er lässt sich ohne Qualitätsverlust wieder verflüssigen, wenn er im Wasserbad, bei maximal 35 °C, erwärmt wird.

■ Im akuten Fall und zur Vorbeugung: Medikamente

Die meisten Allergiker greifen zu Arzneimitteln, sobald die Nase wie verrückt trieft oder die Haut unerträglich juckt. Sinnvoll kann dabei die Kombination von vorbeugenden und akut wirksamen Medikamenten sein. Die folgende Übersicht beschreibt Wirkstoffklassen, die gegen unterschiedliche Allergieformen zum Einsatz kommen.

Gegen Allergien vorbeugen: Mastzellenstabilisatoren

■ Diese Gruppe von Medikamenten verhindert, dass Mastzellen Histamin und andere Botenstoffe freisetzen. Sie beeinflussen wahrscheinlich aber auch andere Zellen, die an Immunreaktionen beteiligt sind. Wichtig ist, dass Mast-

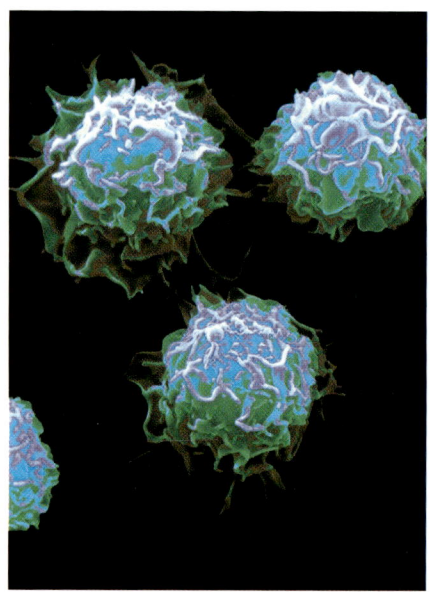

Elektronenmikroskopische Aufnahme von Mastzellen.

zellenstabilisatoren vorbeugend und regelmäßig angewendet werden müssen; außerdem wirken sie erst nach einigen Tagen. Ihr Vorteil: Als Nasentropfen oder Inhalat wirken sie nur lokal und werden nicht vom Körper aufgenommen. Dadurch haben sie praktisch keine Nebenwirkungen. Gerade bei Kindern werden sie deshalb oft verordnet.

Akute Symptome lindern: Antihistaminika

■ Diese Stoffe verhindern, dass Histamin sich an spezielle Rezeptoren anlagern und damit die allergischen Symptome auslösen kann. Früher wirkten Antihistaminika dämpfend auf das Zentralnervensystem und machten entsprechend müde. Bei neueren Präparaten ist dies nicht mehr der Fall. Sie werden meist oral oder als Nasen- oder Augentropfen verabreicht. Am zuverlässigsten wirken Antihistaminika gegen Nesselsucht und Heuschnupfen; wenig effektiv sind sie bei Asthma und Ekzemen. Forscher deuten dies als Hinweis, dass bei letzteren nicht Histamin, sondern andere Botenstoffe entscheidend sind.

Keine schweren Nebenwirkungen mehr: Kortison

■ Kortison hemmt die Freisetzung verschiedener Botenstoffe aus fast allen Entzündungszellen – es ist deshalb das bislang wirkungsvollste Medikament gegen allergische Entzündungsreaktionen. Geringe Mengen Kortison produziert der Körper übrigens selbst. Früher wurden zum Teil hohe Dosen oral verabreicht oder injiziert, was auf Dauer zu schweren Nebenwirkungen

führen kann. Neuere Präparate wirken dagegen fast ausschließlich lokal; sie werden kaum vom Körper aufgenommen. Dies gilt für Nasensprays gegen Heuschnupfen, Inhalate gegen Asthma und Cremes gegen Neurodermitis. Aber selbst wenn Kortison oral eingenommen werden muss, ist das keine Katastrophe. Denn bei fachgerechtem Einsatz wird die Dosis so gering wie möglich gehalten und die Dauer der Therapie begrenzt. Die gefürchteten Nebenwirkungen treten

erst bei der Langzeitbehandlung in hoher Dosierung auf.

DIE RICHTIGE DIAGNOSE: BEI ALLERGIEN DETEKTIVARBEIT

Wer jedes Mal zu niesen anfängt, sobald er sich einem Pferdestall nähert, ahnt bald den Grund: Er ist vermutlich gegen Pferdehaare allergisch. Wer jedoch in den unterschiedlichsten Situationen Migräne oder Durchfall bekommt, denkt nicht so schnell an eine Allergie, etwa gegen bestimmte Nahrungsmittelzusatzstoffe. Hier kann es

Typische „Verdachtsmomente" für eine Allergie – Checkliste für den Arztbesuch

☐ Haben Sie häufig Schnupfen oder Bindehautentzündungen, auch ohne Erkältung?

☐ Leiden Sie häufig unter Atemnot oder Hautausschlägen?

☐ Wann treten die Symptome auf, zu welchen Tages- oder Jahreszeiten, an welchen Orten, bei welcher Witterung, bei welcher Gemütslage?

☐ Wann traten sie das erste Mal auf?

☐ Haben Sie einen Verdacht für die Ursache?

☐ Wann und wo besteht Symptomfreiheit?

☐ Gibt es unverträgliche Lebensmittel oder solche, die Sie meiden?

☐ Wie sind Ihre Wohnung und die Umgebung beschaffen?

☐ haben Sie Kontakt zu Tieren?

☐ Zu welchen Stoffen besteht beruflicher Kontakt?

☐ Rauchen Sie oder haben Sie geraucht?

☐ Welche Medikamente nehmen Sie ein?

☐ Welche Krankheiten hatten Sie?

☐ Wurden in der Kindheit häufig Bronchitis, Krupphusten, ein Säuglingsekzem oder Milchschorf festgestellt?

☐ Wurden bereits Allergietests und Therapien durchgeführt?

Um die erbliche Veranlagung abzuklären, interessiert es den Arzt auch, ob Verwandte an Heuschnupfen, Bronchitis, Asthma oder Ekzemen leiden.

wochen- oder monatelange Detektivarbeit erfordern, bis ein oder mehrere Allergene identifiziert sind. Bevor Sie einen Arzt aufsuchen, ist es daher günstig, bereits im Vorfeld, wichtige Fragen zu beantworten (siehe Kasten *Seite 21*).

Nicht immer ist es leicht, diese Fragen zu beantworten. Wer weiß beispielsweise noch so genau, was er jedes Mal gegessen hat, bevor er Kopfschmerzen oder Durchfall bekommen hat? Hier kann ein Beschwerdetagebuch sinnvoll Wissenslücken schließen. Wer beispielsweise die Vermutung hat, auf bestimmte Lebensmittel allergisch zu reagieren, wird darin genau notieren, wann er was gegessen und wie er sich danach gefühlt hat.

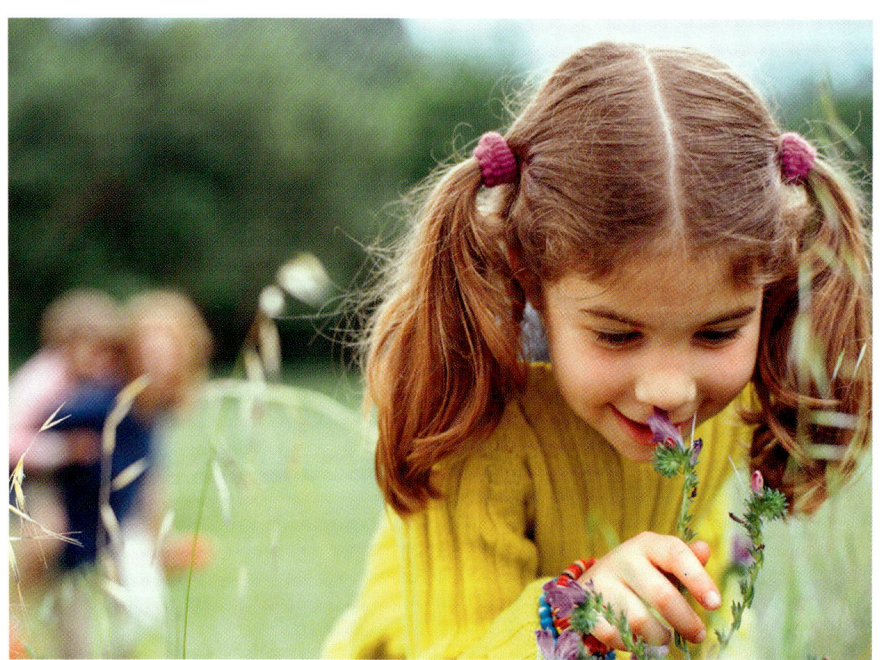

Nicht immer ist es einfach, dem Allergieauslöser auf die Spur zu kommen.

■ Arzt und Patient im Dialog: Auf der Suche nach dem „Übeltäter"

Nach einem ausführlichen Gespräch untersucht der Arzt seinen Patienten gründlich. Je nach Beschwerden wird er dabei die Haut, die Nasenschleimhaut oder die Augen begutachten und die Lunge abhören. Hört er mit dem Stethoskop verdächtige Nebengeräusche bei der Atmung, kann er verschiedene Lungenfunktionsprüfungen anordnen.

Das Beschwerdebild und die Ergebnisse der körperlichen Untersuchung liefern dann erste Hinweise auf mögliche Allergieauslöser. Allergene verursachen vor allem dort Probleme, wo sie in den Körper eindringen. Dies kann bei der Suche nach dem Allergen weiterhelfen. Bei allergischem Schnupfen etwa wird der Arzt zunächst typische Inhalationsallergene verdächtigen. Bei einem Jucken im Mund

Prick-Test: (engl. to prick = stechen) Für diesen häufig vorgenommenen Test wird eine wässrige Lösung des Allergens auf die Innenseite des Unterarms oder auf den Rücken getropft. Mit einer feinen Nadel oder einer speziellen Lanzette sticht oder ritzt der Arzt die Haut unter

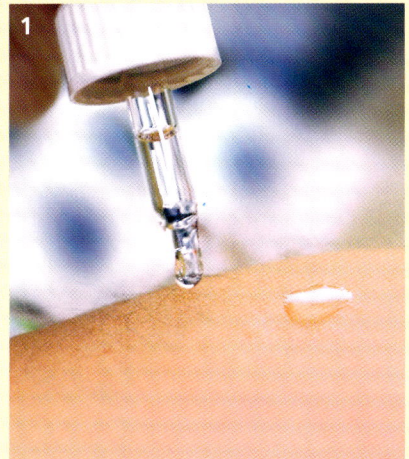

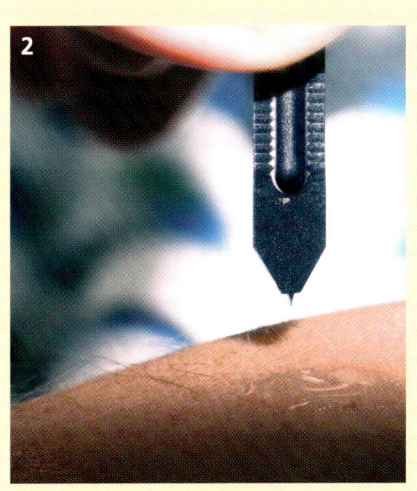

dem Tropfen leicht an, so dass das Allergen in die Haut eindringen kann (1).

Prick-Prick-Test: Diese spezielle Form des Prick-Tests eignet sich für instabile Allergene. Hier sticht der Arzt die Nadel oder Lanzette zuerst in die Allergiequelle (zum Beispiel einen Apfel) und dann in die Haut des Patienten (2).

Intracutan-Test: Hier injiziert der Arzt das Allergenextrakt vorsichtig unter die Haut. Dieser Test ist empfindlicher als der Prick-Test und wird deshalb unter anderem durchgeführt, wenn der Prick-Test negativ ausfällt, obwohl aus der Vorgeschichte der Verdacht besteht, dass ein bestimmter Stoff als Allergieauslöser wirkt.

Scratch-Test: (engl. to scratch = kratzen) Der Arzt schabt die Hornschicht der Haut zunächst leicht ab und trägt dann die Allergenlösung auf.

Reib-Test: Mit leichtem Druck reibt der Arzt allergenes Material wie Tierhaare auf die Innenseite des Unterarms. Dieser Test findet bei Allergenen Anwendung, für die es keine Testlösungen gibt.

Neben den Allergenen werden auf der Haut stets eine Negativ-Kontrolle (Lösung ohne Allergen) und eine Positiv-Kontrolle (Histaminlösung) aufgetragen. Nur wenn diese eindeutig ausfallen, lassen sich die Testergebnisse verwerten. Letztere werden nach 15 bis 20 Minuten

abgelesen. Sie gelten als positiv, wenn sich auf der Haut Quaddeln bilden, die einen Durchmesser von rund zwei bis fünf Millimeter haben.

Epikutan-Test (Läppchen-Test): Dieser Test eignet sich dazu, eine Kontaktallergie nachzuweisen. Der Arzt trägt Allergene in wässriger Lösung oder in Vaseline meist auf dem Rücken auf und deckt sie mit speziellen Pflastern ab. Nach ein bis zwei Tagen werden die Pflaster entfernt, nach zwei bis drei Tagen die Reaktionen abgelesen. Der Test ist positiv, wenn die Haut rot oder geschwollen ist, wenn sich Knötchen oder Bläschen gebildet haben (3).

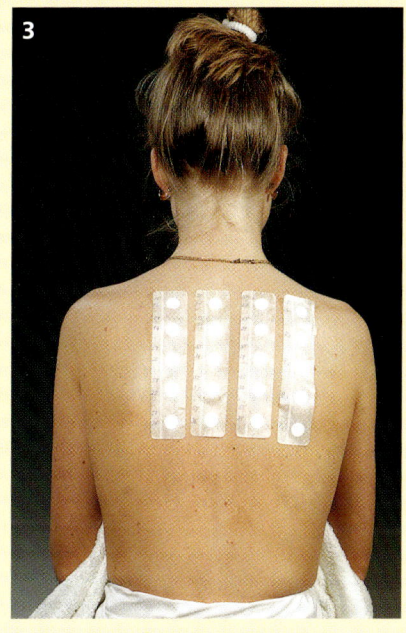

dagegen eher Lebensmittel, die häufig Allergien und Unverträglichkeiten auslösen. Auch die Jahreszeit kann entscheidende Hinweise auf die Auslöser liefern. Klagt jemand über Niesanfälle, Schnupfen, Atemnot oder Nesselsucht ausschließlich im Sommer, liegt eine Pollenallergie nahe. Wer unter den gleichen Symptomen eher im Frühjahr oder Herbst leidet, hat möglicherweise eine Schimmelpilzallergie. Wer dagegen ganzjährig Beschwerden hat, könnte gegen Hausstaub, Haustiere oder bestimmte Nahrungsmittel allergisch sein. Sobald Arzt und Patient im Dialog den Kreis der möglichen Übeltäter weit genug eingeengt haben, ist es Zeit für einen Aller-

gietest. Dieser wird entweder auf der Haut oder nach einer Blutabnahme im Labor vorgenommen.

Fällt ein Haut- oder Bluttest positiv aus, heißt dies zunächst nur, dass die Testperson gegen das betreffende Allergen sensibilisiert ist. Eine solche Sensibilisierung kann ein Leben lang ohne Folgen bleiben – das entsprechende Allergen muss also nicht zwangsläufig die Ursache für die allergischen Symptome sein. Nur wenn sich die Erfahrungen aus der medizinischen Vorgeschichte mit den Testergebnissen decken, gilt der Allergieauslöser als „enttarnt".

Sind die Ergebnisse der oben beschriebenen Tests nicht eindeutig, kann der Arzt einen **Provokationstest** durchführen. Dies ist der einzige Test, mit dem er direkt überprüfen kann, welches Allergen Krankheits-

symptome auslöst. Er gibt dazu Allergenextrakte oder natürliche Allergene dorthin, wo sie normalerweise in den Körper eindringen, also Inhalationsallergene beispielsweise auf die Nasenschleimhaut. Reagiert die Testperson mit entsprechenden Symptomen, gilt dies als Beweis für eine Allergie auf das verwendete Allergen. Obwohl ein Provokationstest den Vorteil hat, eindeutige Ergebnisse zu liefern, wird der Arzt ihn erst empfehlen, wenn andere Verfahren nicht weiter helfen. Denn er ist mit einem relativ hohen Aufwand und einem gewissen Risiko für den Patienten verbunden.

Die Ergebnisse der Allergietests werden in einen Allergiepass eingetragen. Insbesondere bei lebensgefährlichen Allergien sollte man diesen immer bei sich tragen.

Allergie-Pass

Allergie-Paß

JANSSEN-CILAG GmbH
Allergie-Patienten-Service

Der Allergie-Pass enthält wichtige Informationen – besonders für den Notfall.

Ein Allergietest für zu Hause

Viele Rezepte in diesem Buch basieren auf dermatologisch getesteten Zutaten mit sanften Inhaltsstoffen. Sollten Sie bei bestimmten Substanzen – vor allem bei ätherischen Ölen – den Verdacht haben, dass Sie darauf allergisch reagieren, sollten Sie folgenden einfachen Test vornehmen:

Tragen Sie eine der Substanzen vor dem Schlafengehen verdünnt auf die Haut auf. Bei ätherischen Ölen sollten Sie einen Tropfen des ätherischen Öls mit zehn Tropfen eines Pflanzenöls mischen, von dem Sie sicher sind, dass Sie darauf nicht allergisch reagieren.

Reiben Sie diese Essenz möglichst an den empfindlichen Flächen des Innenarms oder an anderen, tagsüber verdeckten Körperstellen ein. Wenn Sie wollen, können die entsprechenden Partien mit Pflaster abgedeckt werden. Kontrollieren Sie nach zwölf, 24 oder 48 Stunden die Reaktion. Ist die Haut stark gerötet, meiden Sie zukünftig den betreffenden Stoff.

Wenn Sie ganz sicher gehen wollen, dann wiederholen Sie den Test nach acht Tagen noch einmal. Es kann nämlich sein, dass beim ersten Mal der Körper nur sensibilisiert wurde und die Allergie erst beim zweiten Auftragen sichtbar in Erscheinung tritt.

Wenn der Körper reagiert

HEUSCHNUPFEN

Mitte des 19. Jahrhunderts benannten englische Ärzte das Leiden, das mit tränenden Augen und heftigen Niesattacken einhergeht, „hayfever", also Heufieber. Später stellte sich heraus, dass nicht nur Heu die beobachteten Beschwerden auslösen kann und dass hohes Fieber dabei nur selten eine Rolle spielt. Trotzdem hat sich der Ausdruck Heuschnupfen bis heute als Sammelbegriff für allergische Reaktionen der Nasenschleimhaut gehalten. Die Zahl der Betroffenen ist in den letzten zehn Jahren um rund 70 Prozent gestiegen; inzwischen ist Heuschnupfen die häufigste allergische Erkrankung in Deutschland.

■ Wenn der Sommer zur Qual wird

Sobald die Temperaturen nach oben klettern, beginnt für viele Betroffene ein Spießrutenlauf: kein Spaziergang ohne juckende oder kribbelnde Nase und heftige Niesattacke. Mal trieft die Nase ohne Unterlass, mal ist sie total verstopft. Häufig brennen und jucken auch die Augen, die Bindehaut ist entzündet und die Lider geschwollen. Sogar die Ohren fangen manchmal an zu jucken.

Wer nachts deshalb schlecht schläft, fühlt sich tagsüber schlapp und niedergeschlagen. Oft brummt der Schädel. Zu allem Übel funktioniert der Geruchsinn nur noch eingeschränkt, das Essen schmeckt nicht mehr richtig – all dies bedeutet einen großen Verlust an Lebensqualität. Wer statt Heuschnupfen einen allergischen Dauerschnupfen hat, den plagen die oben genannten Symptome das ganze Jahr über.

■ Warum die Nase läuft und die Augen jucken

Pollen und andere Allergenträger werden von der Nase beim Einatmen aus dem Luftstrom heraus filtriert – schließlich ist es eine der wesentlichen Aufgaben der Nase, die Atemluft zu reinigen. Bei Heuschnupfen wird ihr dies allerdings zum Verhängnis: Auf der Nasenschleimhaut lösen sich Allergene aus den Pollen; diese starten dort eine Kaskade allergischer Reaktionen. Dabei werden u.a. große Mengen Histamin freigesetzt. (Typ I-Allergie, siehe *Seite 13*). Dieser Botenstoff lässt die Schleimhäute im Nasen-Rachen-Raum jucken und anschwellen. Die Nase produziert bis zu mehrere Milliliter eines klebrigen Schleims pro Stunde, der die Übeltäter wieder wegschwemmen soll. Triefnase und Niesanfälle bleiben da natürlich nicht aus. Auch die

Augen produzieren vermehrt Tränenflüssigkeit. Weil diese durch den oft zugeschwollenen Tränen-Nasen-Kanal nicht abfließen kann, tränen die Augen. Häufig sind Heuschnupfengeplagte erst auf eine Pollensorte allergisch, im Lauf der

Häufige Auslöser von Heuschnupfen und allergischem Dauerschnupfen

- ■ Pollen von Bäumen, Gräsern und Kräutern
- ■ Tierhaare oder -schuppen
- ■ Hausstaubmilben
- ■ Schimmelpilze
- ■ Nahrungsmittel
- ■ Chemikalien

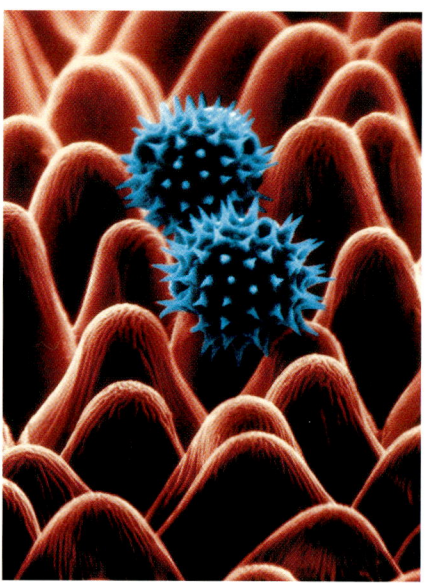

Elektronenmikroskopaufnahme vom Blatt einer Sonnenblume (Helianthus spec.) mit zwei Pollen.

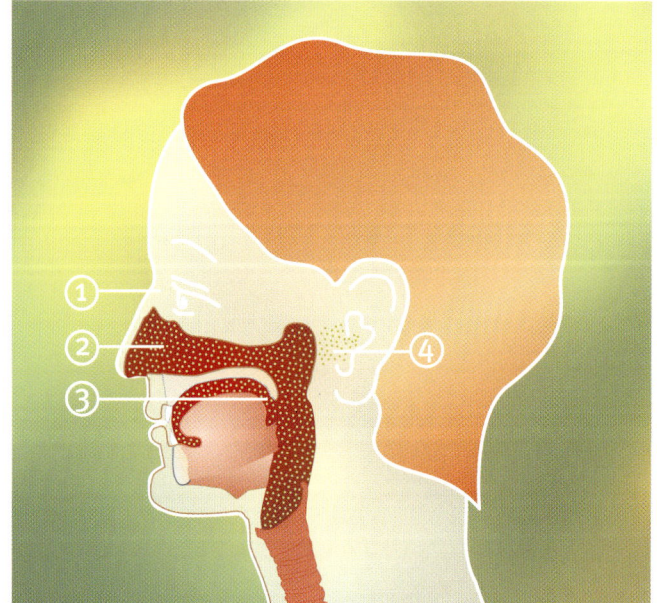

Vorsicht vor Ficus benjamina

Wer das ganze Jahr über unter allergischem Dauerschnupfen leidet und zu Hause oder am Arbeitsplatz regelmäßig mit Birkenfeigen in Kontakt kommt, sollte testen, ob er gegen diese Zimmerpflanzen allergisch reagiert. Immerhin ist die beliebte Birkenfeige nach Hausstaubmilben und Tieren der dritthäufigste Auslöser ganzjähriger Beschwerden und kann sogar allergische Schockreaktionen verursachen.

Beim Heuschnupfen reagieren vor allem die Schleimhäute im Bereich der Augen, Nase, Mund und Rachen:
1. Die Augen jucken und tränen.
2. Die Nase juckt, läuft oder ist total verstopft.
3. Auch der Gaumen und der Rachen können jucken.
4. Selbst die Ohren können beteiligt sein.

Jahre kommen weitere hinzu. Außerdem entwickeln rund 40 Prozent aller Pollenallergiker, nach etwa acht Jahren, chronisches Asthma; Ärzte bezeichnen dies als „Etagenwechsel" der Symptome. Um nach Möglichkeit beides zu verhindern, empfiehlt es sich, Heuschnupfen nicht als Bagatelle abzutun und ihn frühzeitig zu behandeln.

■ Früher, länger, intensiver – Pollenflug in Europa

Eine einzige Roggenpflanze produziert über 20 Millionen Pollenkörner, ein Haselstrauch sogar über 600 Millionen. Sobald der Wind anfängt, die winzigen Partikel bis zu 500 Kilometer weit übers Land zu blasen, verbreiten sie sich auch in Großstädten. Die Pollen haben also weit weg von Wiesen, Wäldern und Feldern Saison. Übrigens: Nur etwa 20 Pollen pro Kubikmeter Luft reichen beispielsweise bei Roggen aus, um Beschwerden zu verursachen. Je höher die Pollenkonzentration, desto heftiger ist allerdings die allergische Reaktion. Besonders hoch ist die Belastung an sonnigen Tagen mit nur mäßigem Wind oder in der ersten halben Stunde nach einem Frühlings- oder Sommerregen. Informationen über aktuelle Pollendichten in verschiedenen Regionen liefert unter anderem der Deutsche Wetterdienst per Telefon, im Radio, Videotext oder im Internet (www.wetter.com, www.adiz.de). Aus den Daten von rund 60 Messstellen in ganz Deutschland und der Wettervorhersage

Der Pollenflugkalender zeigt, wann mit welcher Pollenbelastung zu rechnen ist. Je nach Wetterverhältnissen kann es in einzelnen Jahren jedoch zu erheblichen Schwankungen kommen.

(Abbildung mit freundlicher Genehmigung der Stiftung Deutscher Polleninformationsdienst Bad Lippspringe)

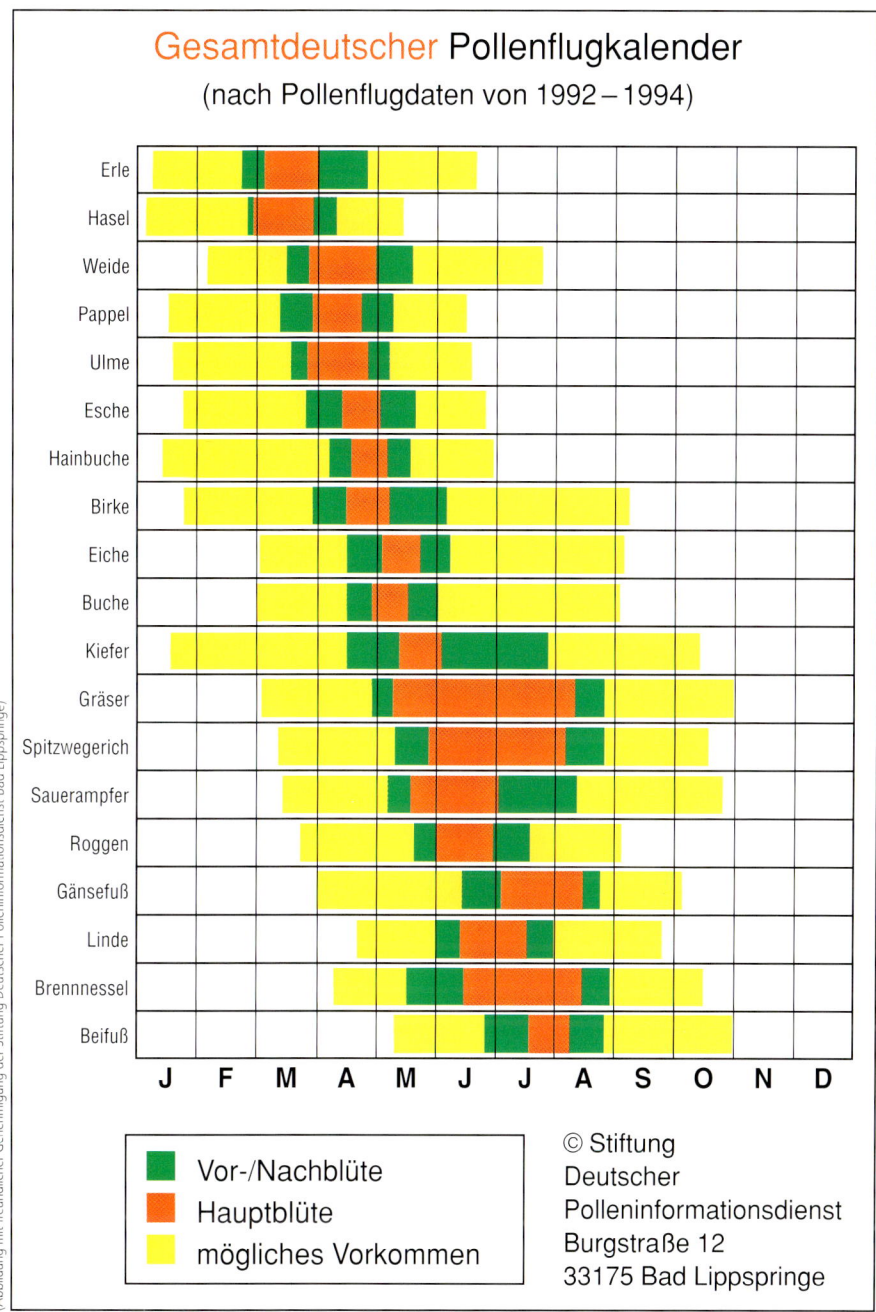

Gesamtdeutscher Pollenflugkalender
(nach Pollenflugdaten von 1992–1994)

■ Vor-/Nachblüte
■ Hauptblüte
■ mögliches Vorkommen

© Stiftung
Deutscher
Polleninformationsdienst
Burgstraße 12
33175 Bad Lippspringe

wird täglich eine Pollenvorhersage erstellt. Daraus leitet sich dann auch der jährliche Pollenflugkalender ab. Darüber hinaus veröffentlicht der Deutsche Wetterdienst täglich aktualisierte, regionale Vorhersagen für den Pollenflug.

Die globale Erderwärmung beeinflusst vermutlich diesen Kalender. Ein eindeutiger Beweis steht zwar noch aus, aber es spricht vieles dafür. So hat eine österreichische Forschergruppe über 20.000 Jahresberichte des Europäischen Pollenflugnetzwerks zum Pollenflug verschiedener Pflanzen untersucht. Sie kam zu dem Ergebnis, dass die Pollensaison von Frühblühern wie Hasel, Erle und Weide durchschnittlich 20 Tage eher beginnt als vor 25 Jahren. Gleichzeitig hat sich die Saison für Gräser, Kräuter und Bäume, die zwischen März und Mai blühen, ausgedehnt. Vor allem Eschen, Birken, Eichen, Buchen, Platanen und Linden blühen länger. Die Forscher führen all dies auf höhere Frühlingstemperaturen, einen früheren Herbstanfang sowie wärmere und kürzere Winter in Europa zurück.

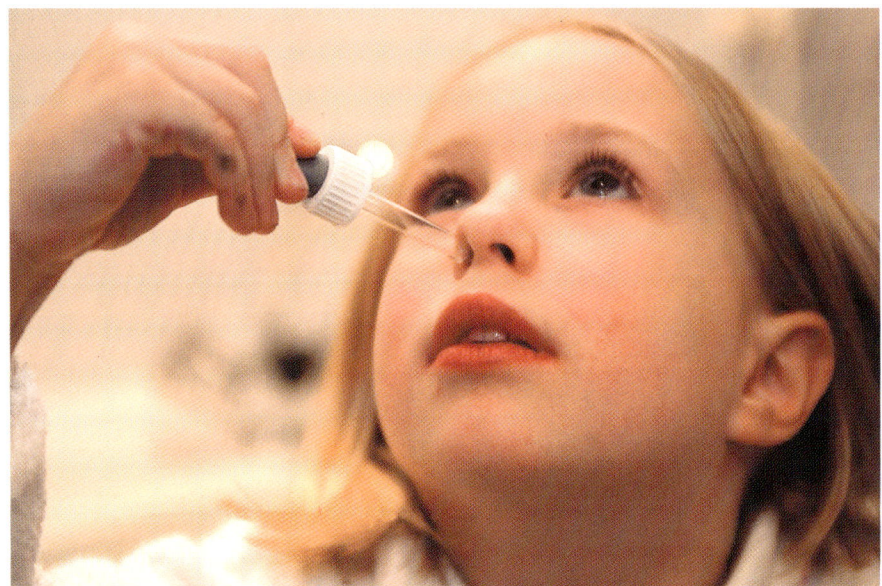
Salzlösungen sind gut geeignet, sich von der Abhängigkeit von Nasentropfen zu befreien.

MEDIKAMENTE GEGEN HEUSCHNUPFEN UND ALLERGISCHE BINDEHAUTENTZÜNDUNG

■ Antihistaminika

Antihistaminika können sowohl äußerlich als Nasenspray oder Salbe als auch innerlich angewendet werden. Sprays und Salben wirken schnell gegen Juckreiz; allerdings hält dieser Effekt nicht so lange an wie bei innerlich verabreichten Präparaten. Letztere helfen auch bei allergischer Bindehautentzündung. Ältere Antihistaminika machen müde; bei modernen Präparaten ist dies kaum mehr der Fall.

■ Entzündungshemmende Mittel

Mastzellenstabilisatoren wirken vorbeugend und müssen deshalb regelmäßig angewendet werden. Sie sind als Nasenspray oder Augentropfen erhältlich. Augentropfen können ein leichtes Brennen im Auge verursachen. Dann hilft es oft, auf Tropfen ohne Konservierungsstoffe umzusteigen.

Kortikoide zählen zu den wirksamsten Arzneimitteln gegen schweren Heuschnupfen. Auch sie wirken allerdings vorbeugend und erst nach zwei bis vier Tagen. Üblicherweise werden sie als Nasentropfen verabreicht; meist lindern diese auch die Symptome einer allergischen Bindehautentzündung. Nur im Notfall sollten Kortikoidtabletten zum Einsatz kommen – und wegen möglicher Nebenwirkungen nicht länger als ca. 14 Tage eingenommen werden.

■ Schleimhautabschwellende Mittel

Nasentropfen wirken zwar schnell und zuverlässig gegen eine verstopfte Nase, aber es kann sich schnell ein Gewöhnungseffekt einstellen. Zudem besteht die Gefahr, dass die Nasenschleimhaut geschädigt wird. Empfohlen wird deshalb nur ein kurzzeitiger Gebrauch, das heißt nicht länger als etwa 14 Tage.

Die hobbythek hat Alternativen:

NATÜRLICHE MITTEL DER HOBBYTHEK

■ Nasentropfen

Wir haben verschiedene Rezepte entwickelt, die bei Heuschnupfen auf natürliche Weise wirkungsvoll helfen. Sie können unsere Nasentropfen in eine alte, leere und saubere Nasenspray- oder Pipettenflasche füllen.

Milde Nasentropfen

15 ml	Salzlösung
1 Tr.	Aloe Vera 10fach

Zunächst müssen Sie die Salzlösung herstellen. Da diese physiologisch dem Salzgehalt des Körpers entsprechen soll, ist ihre Salzkonzentration sehr gering. Um die kleine Salzmenge dennoch genau dosieren zu können, wird eine größere Menge Lösung hergestellt, von der Sie jedoch nur einen kleinen Teil wirklich verwenden: Ein Teelöffel Kochsalz in einem Liter frisch abgekochtem Wasser lösen, im lauwarmen Zustand die benötigten 15 Milliliter davon abnehmen und den Tropfen Aloe Vera zugeben. Doch denken Sie daran: Jeder hat seine eigene Empfindung. Probieren Sie aus, welche Salzkonzentration Ihnen am besten bekommt.
Die Tropfen wirken entzündungshemmend und befeuchtend. Sie sind eine Woche haltbar. Übrigens: Bereits die reine Salzlösung wirkt angenehm.

Eine fast vergessene, aber äußerst effektive Methode gegen eine verstopfte Nase ist die Anwendung der *Nasendusche*. Eine moderne Nasendusche besteht aus Kunststoff und besitzt an der Unterseite eine kleine, für ein Nasenloch passende Düse. Über ein Loch an der Oberseite kann mit dem Finger das Ausströmen der Flüssigkeit bequem geregelt werden. Der Kopf wird leicht schräg nach vorne gehalten. In das obere Nasenloch die Lösung einlaufen, durch das untere ablaufen lassen. Umgekehrt wiederholen. Dies funktioniert, da beide Nasenlöcher im oberen Nasenbereich verbunden sind. Die Prozedur sollte in der Heuschnupfenzeit nach Belieben mehrmals täglich durchgeführt werden. Da reines Wasser leicht austrocknend wirkt, sollte etwas Salz zugesetzt werden.

Nasenspüllösung „Nase frei"

½ TL	Kochsalz
250 ml	warmes Wasser
10 Tr.	D-Panthenol

Salz im lauwarmen Wasser lösen und D-Panthenol zugeben. Lösung in die Dusche geben und Nase sofort spülen. Die Spülung verbessert die Nasenatmung und befeuchtet die Schleimhäute. Vor und nach der Anwendung sollte die Nasendusche gründlich mit heißem Wasser gereinigt werden.

Das häufige Naseputzen reizt die Haut zusätzlich. Dagegen hilft regelmäßiges Einfetten, am besten mit unserem *Pflegefettstift*, der sich gut auf die Naseneingänge, aber auch die Augenwinkel auftragen lässt. Die während der Allergie häufig spröden Lippen und Mundwinkel können damit gleich mitgepflegt werden.

Pflegefettstift

5 g	Fettmasse
2 Tr.	D-Panthenol
evtl. 1 Tr.	Frusip's nach Geschmack

Fettmasse:

20 ml	Sesamöl
6 g	Bienenwachs
2 g	Sheabutter

Die Zutaten für die Fettmasse zusammen schmelzen und abkühlen lassen. Fünf Gramm davon erneut schmelzen und vom Herd nehmen. D-Panthenol und evtl. ein Frusip's Ihrer Wahl hinzufügen. Dann die noch flüssige Masse direkt in eine Pflegestifthülse gießen.

Für die trockenen und wunden Stellen, die unweigerlich – insbesondere bei länger andauerndem Heuschnupfen – entstehen, empfehlen wir unsere heilende *Nasensalbe*. Sie eignet sich besonders für den äußeren Bereich der Nasenlöcher und die umgebende Haut.

Salbe für wunde Nasen

10 ml	Sesamöl
3 g	Fluidlecithin Super
3 g	Bienenwachs
evtl. 3 Tr.	Eukalyptusöl

Sesamöl, Fluidlecithin und Bienenwachs in einem feuerfesten Gefäß schmelzen und kalt rühren. Wenn gewünscht in die erkaltende Mischung das Eukalyptusöl geben. Salbe in einen kleinen Tiegel füllen.

Tipp: Wer es verträgt, kann noch drei Tropfen Eukalyptusöl hinzufügen. Das riecht gut, vertieft den Atem, soll allerdings nicht bei kleinen Kindern unter drei Jahren und Schwangeren verwendet werden.

Jean Pütz, selbst Pollen-Allergiker, schwört auf seine selbst gemachten *Erfrischungsbonbons*. Der frische Duft befreit die verstopfte Nase, unterbindet den Niesreflex und lindert den Juckreiz am Gaumen.

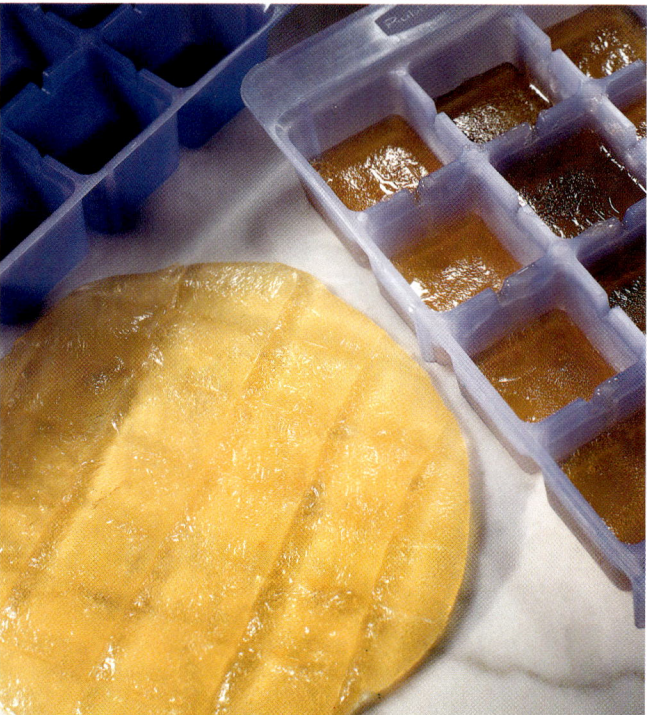

Die Bonbons können auch auf einer gefetteten Unterlage geschnitten werden.

Fresh-Bonbons à la Jean Pütz	
200 g	Isomalt
10 Tr.	Eukalyptusöl
5 Tr.	Krauseminzeöl

Isomalt in der Pfanne schmelzen, Öle hinzugeben und anschließend die flüssige Masse in Förmchen gießen. Dazu verwendet man zum Beispiel eine gefettete Eiswürfelform mit kleinen Fächern, die aber nur bis zur Hälfte ausgegossen werden. Der Zuckerersatz Isomalt hat eine leicht blähende und verdauungsfördernde Wirkung. Deshalb sollten pro Tag nicht mehr als ca. fünf Bonbons verzehrt werden. Das Krauseminzeöl ergibt den typischen Spearmint-Geschmack.

■ Mit Aromatherapie gegen Heuschnupfen

Die Aromatherapie bietet eine wunderbare Alternative, um Symptome des Heuschnupfens zu lindern

Sanfte Aromen für Augen und Haut

Zur Behandlung der geschwollenen Augen hat die Aromatherapie ein passendes Mittel parat, die so genannten Hydrolate. Ein Hydrolat ist das bei der Destillation eines Öls anfallende Wasser, das ebenfalls noch wertvolle aromatische Pflanzeninhaltsstoffe enthält (erhältlich bei allen hobbythek-Anbietern, siehe Bezugsquellen *Seite 91*). Im Hydrolat sammeln sich jedoch – im Gegensatz zu den fettlöslichen Ölen – nur wasserlösliche Substanzen. Es ist deshalb für das wässrige Milieu der Augen vorzüglich geeignet und lässt sich außerdem problemlos mit destilliertem Wasser verdünnen.

Augenwasser für geschwollene Augenlider	
55 ml	Myrtenhydrolat (Myrtenwasser)
55 ml	destilliertes Wasser
1 g	Kochsalz

Das *Myrten-Hydrolat* ist bestens dazu geeignet, die Symptome bei gereizten und geschwollenen Augenlidern zu lindern.

Die Mischung einfach aus einer Sprühflasche auf die geschlossenen Augen und das Gesicht sprühen. Sie können sie aber auch in Form einer Kompresse verwenden.

Dazu ein Stück Tuch mit unserem Augenwasser tränken und für jeweils fünf bis zehn Minuten auf die Augen legen.

Auch die *Haut* kann nach dem Kontakt mit einem Allergen mit entzündlichen Prozessen, Rötungen, Schorfbildung etc. reagieren. Dagegen kann vor allen Dingen das bläulich schimmernde Öl der *Marokkanischen Kamille* helfen. Es gilt als das am stärksten antiallergisch wirkende Mittel der Aromatherapie. Aber auch die stark entzündungshemmenden und reizlindernden Eigenschaften des *Strohblumenöls* sind sehr zu empfehlen.

Hautöl	
100 ml	Sesamöl
1 ml	Marokkanische Kamille
1 ml	Strohblume (Immortelle)

Man trägt diese Mischung drei- bis fünfmal täglich auf die gereizten Hautpartien auf. Sesamöl hat sich als fettes Trägeröl bei allergischen Hautreaktionen bei Heuschnupfen bewährt. Es sollte nicht durch ein anderes ersetzt werden.

Achtung: Ätherische Öle können gefährliche Reizungen der empfindlichen Bindehäute hervorrufen, weshalb man niemals die Augen mit reinen ätherischen Ölen behandeln sollte.

ASTHMA

„Im Atemholen sind zweierlei Gnaden:
Die Luft einziehen, sich ihrer entladen.
Jenes bedrängt, dieses erfrischt,
so wunderbar ist das Leben gemischt."
Johann Wolfgang von Goethe

Asthma zählt zu den häufigsten chronischen Erkrankungen bei Kindern; rund zehn Prozent sind davon betroffen, Jungen deutlich häufiger als Mädchen. Insgesamt hat sich die Zahl der Deutschen, die an Asthma leiden, während der letzten zwölf bis 14 Jahre, von drei auf sieben Prozent mehr als verdoppelt. Nicht immer handelt es sich dabei um allergisches Asthma. Auch Infektionen der oberen und unteren Luftwege, vor allem Virusinfekte, reizende Gase, Tabakrauch, bestimmte Schmerzmittel oder psychischer Stress können Asthma verursachen. Ebenso können sportliche Aktivitäten, Treppensteigen oder sogar heftiges Lachen Asthmaanfälle auslösen. Prinzipiell sind die Krankheitssymptome in allen Fällen die gleichen. Nur ein Allergietest kann wirklich zeigen, ob es sich um allergisches oder nicht-allergisches Asthma handelt.

■ Wenn die Luft knapp wird
Beim Streicheln einer Katze bleibt einem plötzlich die Luft weg. Mitten im Sommer ist man zwei Monate lang schlapp und kurzatmig. Nach einem Besuch bei der Nachbarin wird man von einem heftigen Reizhusten geschüttelt. So oder ähnlich kann sich Asthma bemerkbar machen. Ein schwerer Asthmaanfall kann sehr plötzlich beginnen. Der Patient ist kurzatmig und hustet keuchend. Nicht das Einatmen,

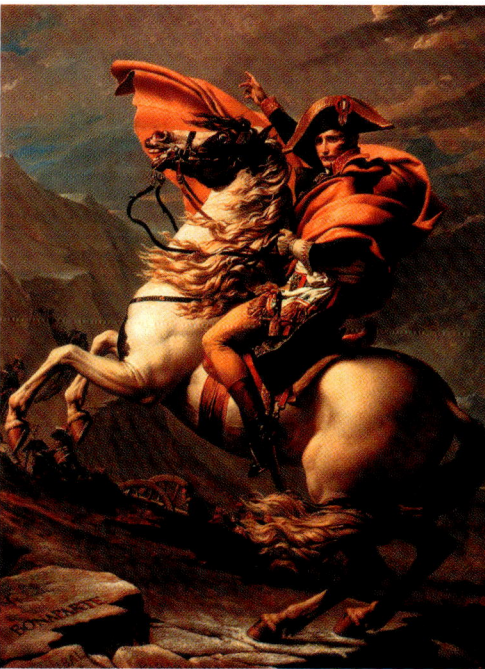

Napoleon: Kaiser, Feldherr und Asthmatiker.

sondern das Ausatmen fällt besonders schwer, rasselnde, pfeifende oder brummende Atemgeräusche sind typische Symptome. Bald wird auch das Einatmen schwierig, Atemnot setzt ein und damit möglicherweise sogar die Angst zu ersticken. Heftige Hustenattacken können dazu führen, dass zäher Schleim hochgewürgt oder sogar erbrochen wird. So ein Anfall kann von wenigen Minuten bis zu mehreren Stunden dauern.
Zum Glück reagieren nicht alle Betroffenen derart heftig. Manche spüren lediglich ab und zu ein Engegefühl in der Brust. Oft schwankt der Schweregrad der Symptome von Tag zu Tag. Wer sich heute gut fühlt,

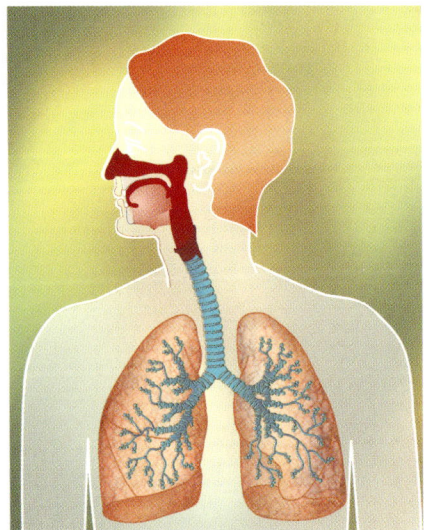

Die eingeatmete Luft gelangt durch die Luftröhre in die beiden Lungenflügel. Dort verzweigen sich die immer kleiner werdenden Bronchien in die so genannten Bronchiolen und münden in über 300 Millionen Lungenbläschen, den Alveolen. Hier gelangt Sauerstoff ins Blut; Kohlendioxid wird in die Ausatmungsluft abgegeben.

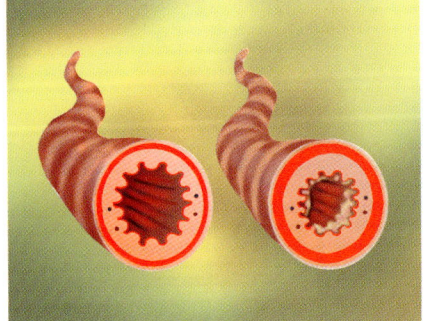

Während eines Asthmaanfalls ziehen sich die Muskelwände der Atemwege zusammen (rechts). Die Schleimhaut schwillt an und sondert vermehrt zähen Schleim ab. All dies verengt die Atemwege.

kann schlimmstenfalls schon morgen auf Notfallhilfe angewiesen sein.

Viele Asthmakranke werden regelmäßig früh morgens zwischen drei und sechs Uhr durch Husten aus dem Schlaf gerissen. Die Ursache: Auch bei Gesunden ist die Lungenfunktion um diese Zeit am schlechtesten. Denn die Konzentrationen des Botenstoffs Adrenalin und des vom Körper selbst produzierten Kortisons im Blut sind dann am niedrigsten. Adrenalin hilft, die Bronchialmuskulatur zu entspannen; Kortison hemmt Entzündungsprozesse. Wenn beides nur auf Sparflamme produziert wird, kann dies typische Asthmasymptome hervorrufen.

■ Warum die Lunge „dicht macht"

Allergenhaltige Partikel gelangen mit der eingeatmeten Luft in die Lunge. Die eigentlichen Allergene werden auf der Schleimhaut herausgelöst, wandern in die Schleimhaut hinein und verursachen dort nach zehn bis 20 Minuten eine allergische Reaktion des Typ I (siehe *Seite 13*). Mastzellen setzen dabei vermehrt Histamin frei. Dadurch schwillt die Schleimhaut an und beginnt, große Mengen zähen Schleims zu produzieren. Überdies verkrampft sich die Atemwegsmuskulatur. All dies führt dazu, dass die Luftwege immer enger werden. Über den Hustenreflex will der Körper jetzt den zähen Schleim aus der Lunge loswerden. Dies gelingt meist jedoch nur bedingt – ein quälender Reizhusten ist die Folge. Auf Dauer entzündet sich außerdem die Bronchialschleimhaut. Dadurch wird sie noch empfindlicher gegenüber Allergenen und anderen Reizen – ein Teufelskreis beginnt.

(siehe *Seite 13*)

Häufige Auslöser allergischen Asthmas

- ■ Pollen von Gräsern, seltener von Bäumen oder Kräutern
- ■ Hausstaub mit Exkrementen der Hausstaubmilbe
- ■ Schimmelpilzsporen
- ■ Tierhaare oder -federn, vor allem Katzenhaare
- ■ Haushaltsmittel oder Stoffe aus der Berufswelt, zum Beispiel Desinfektionsmittel, chemische Lösungsmittel, Getreide- oder Holzstaub
- ■ Arzneimittel
- ■ Seltener: Nahrungsmittel, Insektengifte

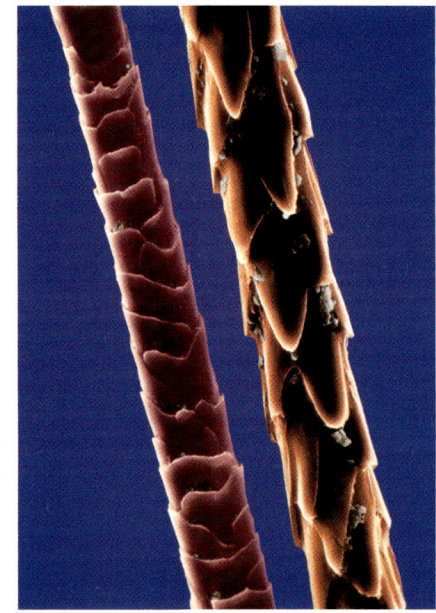

Katzenhaare unter dem Elektronenmikroskop, 260fach vergrößert.

ASTHMAMEDIKAMENTE

■ Entzündungshemmende Arzneimittel

Diese Wirkstoffe behandeln die Entzündung der Bronchialschleimhaut. Sie wirken vorbeugend und erst nach mehreren Tagen; sie helfen nicht bei einem akuten Asthmaanfall. Am stärksten wirken **Kortikoide**. Sie werden vorwiegend inhaliert, beispielsweise als Dosieraerosole oder mit Pulverinhalatoren. Danach sollte man etwas essen oder trinken oder den Mund gut ausspülen; bei Dosieraerosolen sollte eine so genannte Inhalationshilfe verwendet werden. Beides beugt Pilzinfektionen im Mund und Heiserkeit vor.

Auch **Mastzellenstabilisatoren** wie Cromoglicinsäure wirken entzündungshemmend, allerdings wesentlich schwächer als Kortikoide.

Seit kurzem werden auch **Leukotrienantagonisten** vorbeugend gegen Asthma eingesetzt. Sie hemmen die Wirkung von Leukotrienen, die als Botenstoffe für die Entzündung der Bronchialschleimhaut mitverantwortlich sind. Sie können als Kautablette verabreicht werden. Wie Kortikoide wirken sie vorbeugend und nicht bei einem akuten Anfall.

■ Bronchienerweiternde Medikamente

Diese Medikamente entspannen die Atemwegsmuskulatur, dadurch fällt das Atmen leichter. Sie bekämpfen damit nicht die Ursache (die Entzündung), sondern Symptome des Asthmas. Gängige Wirkstoffe sind Beta-Sympathomimetika und

Theophylline. **Kurzfristig wirksame** Präparate werden inhaliert und sorgen dafür, dass der Patient bei einem akuten Asthmaanfall schnell wieder Luft bekommt. **Langfristig wirksame** Präparate werden als Dauertherapie gegen mittelschweres und schweres Asthma eingesetzt. Sie können inhaliert oder als Tabletten oder Kapseln eingenommen werden. Asthma wird häufig mit einer Kombination aus entzündungshemmenden und bronchienerweiternden Wirkstoffen behandelt. Der Therapieplan muss individuell abgestimmt und mit einem Arzt genau besprochen werden.

Übrigens: Tipps und Tricks für sicheres Inhalieren mit verschiedenen Inhalationsgeräten finden Sie in der kostenlosen Broschüre „Sicher inhalieren bei Asthma und Bronchitis".
Sie können sie bestellen bei:
iKOMM Information und Kommunikation im Gesundheitswesen GmbH, Scheidtstraße 112a, 45149 Essen, Tel.: 02 01/8 71 81 50,
Fax 02 01/8 71 81 38,
E-Mail: info@sicher-inhalieren.de

NATÜRLICHE MITTEL DER HOBBYTHEK

Husten, Pfeif- oder Rasselgeräusche beim Ausatmen, Schmerzen in der Brust, Engegefühl – all dies sind erste Anzeichen eines Asthmaanfalls. Wer aufmerksam auf diese

---

Vom Umgang mit Dosier-Aerosolen

Vielen Patienten bereitet gleichzeitiges Einatmen und Auslösen des Dosier-Sprays immense Probleme. Unter Aufsicht des Arztes sollte man die Anwendung deshalb so lange üben, bis man sie beherrscht. Denn Studien haben gezeigt, dass eine fehlerhafte Anwendung weit verbreitet ist. Dadurch wird die Dosis, die die Lunge erreicht, stark reduziert.
Der Arzt kann spezielle Inhalationshilfen (Trichter, Spacer) verschreiben, die die Inhalation gerade bei Kindern erleichtern. Es handelt sich dabei meist um einen zylinderförmigen Kunststoffbehälter, der zunächst mit dem Spray befüllt wird. Die kleinen und wichtigeren Wirkstoffteilchen schweben im Behälter und können durch den Mund eingeatmet werden. Die schweren Teilchen, die sich üblicherweise im Rachen absetzen würden, haben sich vorher an der Behälterwand abgesetzt. Außerdem vermindern Inhalationshilfen den häufig als unangenehm empfundenen Kältereiz durch das Treibgas.
Und noch ein Tipp: Um festzustellen, wie viel Wirkstoff noch im Inhalator steckt, legt man die Druckflasche (ohne Mundstück) in eine Schale mit Wasser. Anhand des Auftriebs kann man üblicherweise auf die Inhaltsmenge schließen:
■ Sinkt die Flasche auf den Boden, ist sie voll.
■ Steht sie senkrecht im Wasser, ist sie halbvoll.
■ Steht sie schräg im Wasser, ist sie einviertelvoll.
■ Schwimmt sie horizontal an der Wasseroberfläche, ist sie leer.

Warnsignale achtet und möglichst früh darauf reagiert, hat gute Chancen, mit „sanften" Methoden starke Atemnot zu verhindern. Das erste Gebot lautet dabei immer: ruhig bleiben. Denn wer Angst hat und sich aufregt, verkrampft seine Muskeln – und das ist Gift für die sowieso bereits angespannte Atemwegsmuskulatur. Hilfreich sind in dieser Situation deshalb Entspannungsübungen wie Autogenes Training, Progressive Muskelentspannung oder Qigong (siehe *Seite 73*). Es empfiehlt sich, diese Techniken intensiv zu üben, bevor es brenzlig wird. Denn nur wer sie sicher beherrscht, wird im Ernstfall deutliche Linderung erfahren.

■ Lippenbremse und Zwerchfellatmung

Leicht erlernbar ist dagegen die Lippenbremse. Sie ist immer angebracht, sobald erste Asthmawarnsignale spürbar sind – nach Möglichkeit zusammen mit einer Körperstellung, die das Atmen erleichtert (siehe *Seite 35*).

Lippenbremse

- ■ Durch die Nase einatmen.
- ■ Durch die leicht aufeinander gelegten Lippen langsam(!) ausatmen.

Durch das Ausatmen gegen einen leichten Widerstand entsteht ein Luftstau in den Atemwegen, der dafür sorgt, dass diese sich nicht verschließen. Die verbrauchte Luft kann auf diese Weise langsam und vollständig ausgeatmet werden. Lippenbremse und atemerleichternde Körperstellungen sollten immer mit der Zwerchfellatmung kombiniert werden. Dabei bleiben die Schultern entspannt und der Bauch wölbt sich beim Einatmen nach außen. Diese tiefe Atmung ist besonders effektiv, weil der Körper dabei viel Sauerstoff aufnimmt. Kinder können die Zwerchfellatmung leicht erlernen: Sie legen sich dazu auf den Rücken und setzen ein Stofftier auf ihren Bauch. Bewegt sich das Tier beim Atmen auf und ab, atmen sie richtig.

Tipps zum Erlernen der Lippenbremse

- ■ Man legt sich einen Tischtennisball oder Wattebausch auf die offene Handfläche, etwa 20 Zentimeter vor den Mund. Man atmet durch die Nase ein und bläst dann behutsam gegen den Ball. Dieser darf nur leicht in Bewegung geraten. Bleibt er ruhig, ist der Luftstrom zu schwach, fliegt er weg, ist er zu stark.
- ■ Nach dem gleichen Prinzip versucht man, eine Kerzenflamme lediglich tänzeln zu lassen und nicht auszupusten. Kinder sollen dies nur im Beisein von Erwachsenen üben.
- ■ Das Seifenblasen verlangt ebenfalls eine konzentrierte Ausatmung.

Für Erwachsene dürfte folgende Idee interessanter sein: Eine Glasplatte wird mit Seifenblasenlauge benetzt. Durch behutsames Blasen durch einen Trinkhalm werden auf diese Fläche halbkugelförmige Blasen gesetzt.

Für Notfälle

Eine improvisierte Inhalationshilfe

Sollte im Falle eines Asthmaanfalls keine Inhalationshilfe zur Hand sein, können Sie ersatzweise einen großen Kunststoffbecher oder eine kleine Plastiktüte verwenden. Einfach den Boden von Becher oder Tüte kreuzförmig einschneiden und das Mundstück des Aerosols einstecken. Die offene Seite wie eine Maske an Mund oder Mund und Nase setzen, sprayen und einatmen.

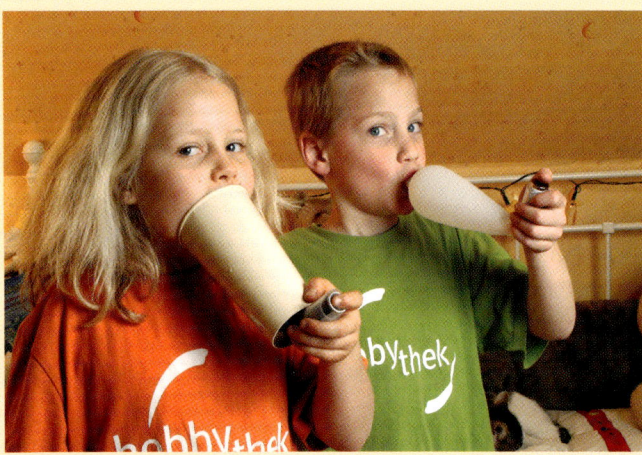

Rechts eine professionelle Inhalationshilfe, links die improvisierte Ausführung.

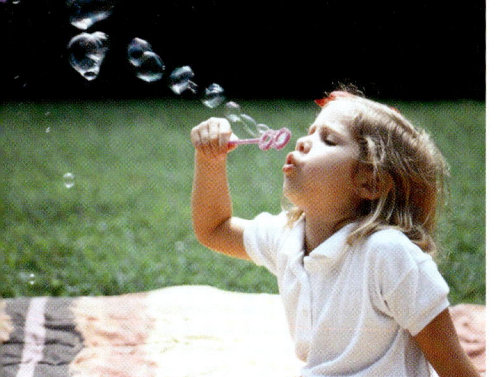

Das Seifenblasen verlangt ebenfalls eine konzentrierte Ausatmung.

Unsere Rezeptur lässt sich aus einem amerikanischen Spülmittel einfach herstellen (siehe Bezugsquellen). Aufgrund seines höheren Tensidanteils ist diese besser geeignet als europäische Spülmittel.
Alles zusammenrühren, fertig. Das Glyzerin erhöht die Zähigkeit des Seifenfilms und verzögert sein Austrocknen.

EIN KUGELSCHREIBER BEI ATEMNOT

Bei einem akuten Asthmaanfall kann der abgeschraubte untere Teil eines Kugelschreibers helfen, den Luftstrom beim Ausatmen – ähnlich wie bei der Lippenbremse – zu dosieren. Im Notfall kann man durch diese künstliche Engstelle ausatmen, ohne eine besondere Lippentechnik zu beachten.

KÖRPERSTELLUNGEN, DIE DAS ATMEN ERLEICHTERN
Wichtig ist, dass Ellenbogen und Daumen bei 2. und 3. vom Körper weg nach außen zeigen.

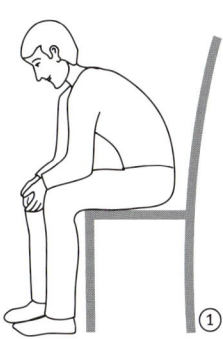 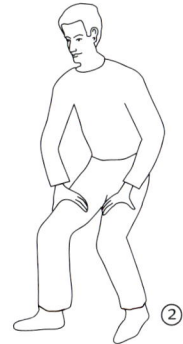 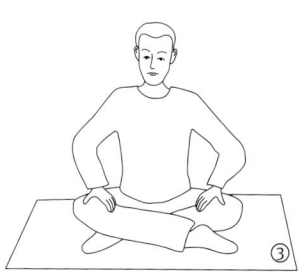

Kutschersitz: Setzen Sie sich auf einen Stuhl, beugen Sie den Oberkörper nach vorne und stützen Sie die Ellenbogen oder die Hände auf die Knie.

Torwartstellung: Öffnen Sie die Beine etwa schulterbreit, gehen Sie leicht in die Hocke und stützen Sie die Hände auf den Knien ab.

Schneidersitz: Setzen Sie sich im Schneidersitz auf den Boden, stützen Sie die Hände auf den Knien ab.

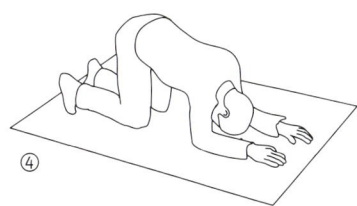 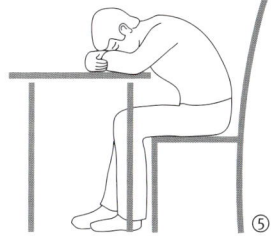

Hängebauchschwein: Knien Sie sich hin, stützen Sie Kopf und Ellenbogen vor sich auf den Boden; der Po zeigt dabei in die Luft.

Tischsitz: Setzen Sie sich auf einen Stuhl und legen Sie die Arme und den Kopf auf einen Tisch, der vor Ihnen steht.

Sinn der atemerleichternden Körperstellungen ist es, durch Abstützen der Hände das Gewicht der Schultern vom Brustkorb zu nehmen. Das Ausatmen fällt dadurch leichter. Durch das Öffnen der Beine bekommt der Bauch außerdem nach unten mehr Platz zum Atmen. Wird der Körper zusätzlich nach vorne gebeugt, können sich die Rippen beim Einatmen besser bewegen.
Es ist nicht nötig, alle Stellungen zu trainieren. Vielmehr genügt es, wenn man eine „Lieblingshaltung" gut beherrscht. Sinnvoll ist es dabei auch, sich je nach Situation

eine passende Stellung auszusuchen. Es ist schließlich nicht jedermanns Sache, sich im Supermarkt wie ein Hängebauchschwein auf den Boden zu knien. Je nachdem, ob eine Sitzgelegenheit vorhanden ist, hilft dort vielleicht der Kutschersitz oder die Torwartstellung.

■ Bei Asthma auf richtiges Atmen setzen

Atemtherapie gehört – neben Entspannung – zu den effektivsten, nicht medikamentösen Hilfsmitteln bei Asthma. Sie kann Arzneimittel in der Regel zwar nicht ersetzen, vielleicht aber deren Dosis vermindern. Denn wer seine Atemhilfsmuskeln regelmäßig trainiert und dehnt, kann seine Atmung während eines Anfalls besser kontrollieren und damit die Atemnot mildern. Tipps hierzu geben Arzt oder Physiotherapeut. Ein entsprechendes Übungsprogramm sollte für jeden einzelnen individuell zusammengestellt und zunächst nur unter Anleitung absolviert werden, denn falsche Atemtechnik kann Asthma verschlimmern. Das Training kann allein zu Hause absolviert werden, sobald die Übungen beherrscht werden.

■ Atemgymnastik

Folgende Übungen sind unkompliziert, sollten aber nur in der anfallsfreien Zeit absolviert werden; die Atemwege müssen frei sein. Man sollte keine beengende Kleidung tragen. Durch die Nase wird ein- und durch den halb geöffneten Mund ausgeatmet.

- Im Sitzen die Hände an die unteren Rippenbogen legen. Beim Einatmen erspüren, wie die Rippen auseinander

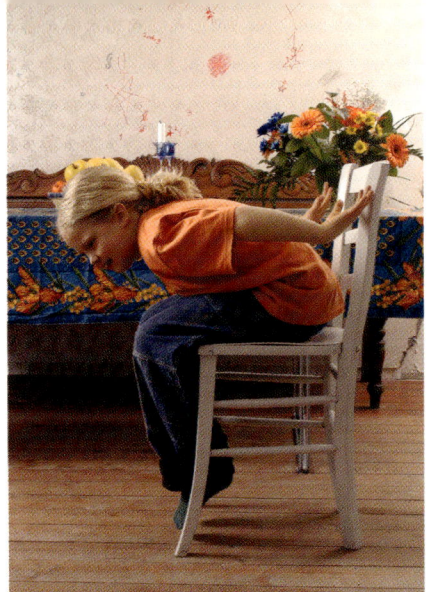

Auch Kindern kann gezielte Atemgymnastik, wie z. B. die Sitz-Rumpfbeuge, helfen.

weichen. Beim Ausatmen pressen die flachen Hände gegen die Rippenbogen und unterstützen so die Entleerung der Lungen.
- Sitz-Rumpfbeugen erhöhen die Beweglichkeit. Die Arme sind erst vorgestreckt und schwingen beim Vorbeugen des Oberkörpers nach hinten. Beim Vorbeugen ausatmen, beim Aufrichten einatmen.
- In Rückenlage Hände flach auf den Bauch legen. Gegen den Druck der Hände Ein- und Ausatmen. Alternativ kann man sich auch ein größeres Buch (ca. 2 kg) auf den Bauch legen.
- Eine Mobilisierung des Brustkorbes wird durch die „Sense" gefördert. Im Sitzen werden beide Arme horizontal in Schulterhöhe nach links, dann nach

rechts geschwungen. Der Oberkörper dreht sich dabei mit. Wenn die Arme nach rechts zeigen, wird eingeatmet, beim Linksdreh ausgeatmet. Nach fünfzehn Durchgängen wird gewechselt.

Spielerisch die Atmung trainieren

Es gibt auch viele einfache Möglichkeiten, dem eigenen Atem mehr Aufmerksamkeit zu schenken. Gerade Kinder können ihre Atmung *spielerisch* verbessern. Erklärungen der Erwachsenen werden so überflüssig. Eine tiefere und bewusstere Atmung wird dann meist schon während des Atemspiels spürbar.

Der Spaßfaktor wird erhöht, wenn die Spiele im Wettkampf mit anderen Kindern stattfinden:

- Einen Luftballon aufblasen, zuknoten und mit Hilfe des Atems in der Luft tanzen lassen. Schwieriger ist es, dies mit Hilfe eines dicken Trinkhalms zu versuchen. Auf diese Weise kann der Ballon auch durch einen Parcours, beispielsweise aus Büchern, Stuhlbeinen und Papierkörben, geführt werden.
- Ein Blatt Papier an die Wand blasen.
- An „Zauberei" grenzt das „schwebende Ei": Ein Hühnerei wird in ein Sektglas gelegt und daneben ein leeres Glas gestellt. Durch kräftiges Blasen in das Glas strömt die Luft unter das Ei und hebt es nach oben. Es kippt ins andere Glas.
- Mit der hobbythek-Pfeife kann man durch geschicktes Blasen und leichte Kippbewegungen versuchen, einen kleinen Ball in eine Öse ein- und wieder auszuhängen.

Die hobbythek-Pfeife

Hierbei handelt es sich um ein altes Spielzeug. Es soll von Bergleuten in Amerika erfunden worden sein.

Das Material:
1 Bambusrohr ca. 20 cm lang, 15 mm dick
1 Bambusrohr ca. 3 cm lang, 5 mm dick
ca. 25 cm Draht, 1,5 mm dick
ca. 7 cm Draht, 0,5 mm dick
1 Styroporball, Durchmesser ca. 25 mm

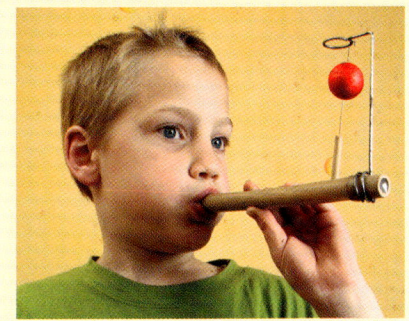

Beim Sägen des großen Bambusrohrs ist darauf zu achten, dass sich ca. zwei Zentimeter vor dem Ende ein Knoten befindet. Dort ist es dann luftdicht verschlossen. Knapp fünf Zentimeter vor dem Ende wird ein Loch gebohrt, in das das dünne Röhrchen so eingeklebt wird (vorher das Röhrchen leicht anspitzen), dass es Luft durchlässt, aber keine „Nebenluft" hat. Der lange Draht wird an einem Ende mit Hilfe eines Hammerstiels zu einer Öse geformt und rechtwinklig abgebogen. Das andere Ende wird am Rohrende – hinter dem Knoten – durch eine dünne Bohrung gesteckt und einmal um das Rohr gewickelt. Es ist darauf zu achten, dass die Öse exakt über dem dünnen Röhrchen steht. Der kurze Draht erhält einen Haken und wird durch den Styroporball gestochen.

Hast du Töne? Singen gegen Asthma

Schon lange weiß man, dass Singen dem Menschen körperlich und seelisch gut tut. Studien haben sogar ergeben, dass Kinder, die gerne singen, seltener an verstopfter Nase, an Polypen und Lungenentzündung erkranken. Auch Hörstörungen sind bei diesen Kindern die Ausnahme.

Der Wuppertaler Sänger und Medizinpsychologe Professor Ernst Otto Wolfshohl weist darauf hin, dass regelmäßiges Singen die Zwerchfellatmung stärke und so die Heilung von Asthma unterstütze.

Das Zwerchfell ist eine muskulöse Scheidewand, die die Brust- und Bauchhöhle voneinander trennt. Immer, wenn wir atmen, hebt und senkt sich diese Wand. Beim physiologisch korrekten Singen folgt das angespannte Zwerchfell nur zögerlich dem Strom der ausgeatmeten Luft. Dadurch gelingt es den Stimmbändern, gleichmäßig zu schwingen, ohne sich gegenseitig zu berühren. Die erzeugten Schallwellen nehmen positiven Einfluss auf die Bronchien.

Wer das Singen therapeutisch nutzen möchte, sollte einen erfahrenen Musiktherapeuten zu Rate ziehen.

Auskünfte dazu gibt es im Internet unter www.il-canto-del-mondo.org

■ Täglich mehrmals die Lungenfunktion messen!

Wer Asthma hat, tut gut daran, seine Lungenfunktion mehrmals täglich zu messen und zu protokollieren. Dazu muss heute keiner mehr in die Klinik – ein einfaches Peak-Flow-Meter genügt. Es passt in jede Handtasche, jeden Schulranzen oder Aktenkoffer. Es misst, wie kräftig man ausatmen kann. Je gesünder, das heißt, je weiter die Bronchien sind, desto höher ist der Peak-Flow-Wert; abends ist er meist etwas besser als morgens. Große Schwankungen oder hohe Abweichungen vom persönlichen Bestwert sind ein Beleg dafür, dass etwas nicht stimmt: Zusammen mit dem Arzt muss geprüft werden, ob die gewählte Therapie noch die richtige ist. Auch Kinder sollten so früh wie möglich lernen, ihre Lungenfunktion selbst zu bestimmen. Eine selbst gemalte Ampel kann ihnen dabei helfen, den Sinn der Messungen zu verstehen.

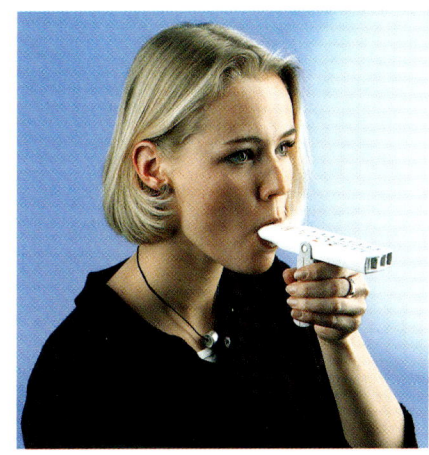

Zur Asthmatherapie gehört das tägliche Messen der Lungenfunktion mit einem Peak-Flow-Meter.

"Peak-Flow-Meter" kommt aus dem Englischen und heißt so viel wie „Gerät zur Messung der höchsten Atemstromstärke". Es besteht im Wesentlichen aus einem Luftkanal, in dem ein winziger Kolben an einer Zugfeder hängt. Der Luftstrom drückt gegen den Kolben, der wiederum einen Zeiger, entlang einer Skala, verschiebt.

Die Messung sollte stets einheitlich durchgeführt werden:
- Aufrecht hinstellen und Gerät horizontal halten. Zeiger auf Null schieben.
- Tief einatmen, Luft anhalten und Mundstück fest mit den Lippen umschließen.
- Mit voller Kraft, so schnell wie möglich, ausatmen.
- Vorgang dreimal hintereinander wiederholen und höchsten Wert notieren.

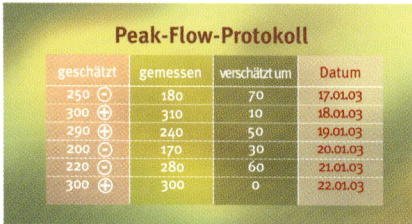

Peak-Flow-Protokoll

geschätzt	gemessen	verschätzt um	Datum
250 ⊖	180	70	17.01.03
300 ⊕	310	10	18.01.03
290 ⊕	240	50	19.01.03
200 ⊖	170	30	20.01.03
220 ⊖	280	60	21.01.03
300 ⊕	300	0	22.01.03

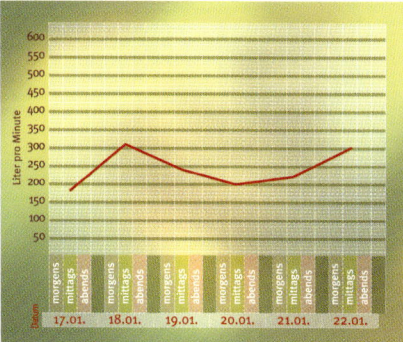

Ein Peak-Flow-Protokoll zeigt die Entwicklung der Lungenfunktion über einen längeren Zeitraum. Vor jeder Messung sollte man in sich hinein spüren und den maximalen Peak-Flow-Wert schätzen. Man bekommt dadurch ein feines Gespür für Warnsignale, die einen Asthmaanfall ankündigen.

■ Freiraum zum Atmen – sanfte Schleimlöser

Zwischen akuten Asthmaanfällen leiden viele Betroffene unter Husten und Verschleimung der Lunge. Dies ist nicht nur unangenehm. Vielmehr ist der zähe Schleim in der Lunge auch ein idealer Nährboden für Bakterien, die zu Infektionen führen. Neben Medikamenten, die Schleim lösend wirken, gibt es einige „sanfte" Methoden, die den Abtransport des Schleims aus der Lunge unterstützen. Übrigens: Egal, für welche Behandlung Sie sich entscheiden, sie wirkt nur dann effektiv, wenn Sie ausreichend Flüssigkeit zu sich nehmen. Mindestens zwei Liter Wasser am Tag sind deshalb nicht nur ein äußerst preiswerter, sondern auch ein extrem wirkungsvoller Schleimlöser.

Rhythmische Klopfmassage

Eine Klopfmassage lockert fest sitzenden Schleim, so dass dieser leichter abgehustet werden kann. Der Patient liegt dazu auf dem Bauch; ein Kissen unter dem Bauch sorgt dafür, dass der Oberkörper abschüssig gelagert ist und der Schleim somit besser abfließen kann. Die Arme sind nach vorne gestreckt. Ein Helfer klopft nun den Rücken im Bereich der Lungen durch rhythmisches Trommeln mit der hohlen Hand von unten nach oben – also vom unteren Rücken kopfwärts – ab. Anschließend wird

Grüne Ampel: Alles o.k.! Die bestehende Behandlung weiterführen (Peak-Flow-Wert zwischen 80 und 100 Prozent des persönlichen Bestwertes); **Gelbe Ampel:** Vorsicht! Nach Absprache mit dem Arzt vorübergehend zusätzliche Medikamente einsetzen und/oder Dosis bereits verwendeter Arzneimittel erhöhen! (Peak-Flow-Wert zwischen 50 und 80 Prozent des Bestwertes); **Rote Ampel:** Sofort zum Arzt oder in die Klinik! (Peak-Flow-Wert kleiner als 50 Prozent des Bestwertes).

in der Seiten- und in der Rückenlage der seitliche und vordere Brustkorb behandelt. Insgesamt sollte die Klopfmassage etwa fünf Minuten dauern und je nach Bedarf mehrmals täglich wiederholt werden. Nach der Behandlung sollte sich der Patient aufsetzen und durch möglichst tiefes Husten versuchen, den Schleim aus der Lunge zu befördern.

Immer locker bleiben!
Sanftes Abhusten

Viele Asthmatiker machen den Fehler, mit voller Kraft den Schleim abzuhusten. Übermäßige Anstrengung kann jedoch dazu führen, dass die kleinen Atemwege zusammengepresst werden. Der Schleim löst sich folglich gar nicht oder nur sehr schwerfällig.

Mediziner raten, das Sekret relativ „locker" mit mittelmäßigem Kraftaufwand aus den Bronchien zu husten. Dieses Verfahren ist nicht nur angenehmer und effektiver, auch ein entspannteres Körpergefühl ist die Folge. Wer das gezielte leichte Abhusten des Sekrets aus der Lunge (Autogene Drainage) unter fachlicher Anleitung erlernen möchte, kann sich an einen Physiotherapeuten wenden. Dies empfiehlt sich vor allem, wenn die Ansammlung von Schleim in der Lunge immer wieder dazu führt, dass sich Krankheitskeime dort ansiedeln und Infekte hervorrufen.

■ Wirkungsvolle Tipps aus der Naturheilkunde

Viele Schulmediziner vertreten heute die Ansicht, dass sich die Therapieansätze aus der Schulmedizin gut mit den Verfahren aus der Naturheilkunde ergänzen lassen. Die alternativen Verfahren sind vergleichsweise kostengünstig und auch bei langjähriger Anwendung gut verträglich. Sie eignen sich besonders als Ergänzung zur herkömmlichen Therapie und bei leichten Beschwerden.

Die Grenzen der Naturheilkunde in der Asthmatherapie müssen aber klar erkannt werden. Im akuten Fall muss unbedingt mit den konventionellen Mitteln die „Notbremse" gezogen werden! Hier ist jedes Risiko auszuschließen. Erst hinterher kann die Behandlung mit natürlichen Hilfsmitteln erfolgen.

Um ganz sicher zu gehen, seien hier nur einige wenige, aber bewährte Methoden genannt, die bei asthmatischen Krankheiten sinnvoll sind:

Brustwickel sind ein gutes Mittel zur Lösung des Schleims und unterstützen somit das Inhalieren. Geeignet sind sie bei Infekten, abklingenden Lungenentzündungen oder nach der Akutbehandlung eines Asthmaanfalls. Im akuten Fall sind sie nicht nur ungeeignet, sondern sogar gefährlich. Benötigt werden zwei Frottee-Tücher, die so lang und breit sind, dass sie den Oberkörper gut umschließen und bedecken. Eines der Tücher wird ins Waschbecken gelegt und mit kochendem Wasser übergossen. Gut durchkneten, damit überall Feuchtigkeit hingelangt.

Das Tuch um den freien Brustkorb wickeln, so dass die beiden Enden am Rücken ge-

geneinander stoßen. Kinder stets nach dem Wärmeempfinden fragen; wenn das Tuch zu heiß ist, muss es sofort entfernt werden.

Das zweite, trockene Tuch wird über das heiße Handtuch ausgerollt, so dass die Enden am Brustkorb zusammenstoßen. Den Patienten ins Bett legen und gut zudecken. Die Behandlung dauert so lange an, wie der Wickel warm ist, längstens jedoch 15 Minuten. Anschließend gut abfrottieren und warm anziehen.

Auch **Quarkwickel** tragen dazu bei, die Verkrampfung der Bronchien zu lösen. Einfach eine Stoffwindel zur Hälfte fingerdick mit zimmerwarmem Magerquark bestreichen und die freie Hälfte darüber schlagen. Der Außenwickel fixiert das Quarkpaket auf der Brust. Anwendungsdauer nach Belieben.

Bei Asthma und spastischer Bronchitis kann besonders folgende Teemischung empfohlen werden:

Asthmatee
20 g Fenchel
20 g Spitzwegerich
20 g Thymian
20 g Melisse
20 g Huflattichblätter

Zwei Teelöffel dieser Mischung mit einem Viertelliter kochendem Wasser übergießen. Zehn Minuten ziehen lassen, abseihen und mit Honig süßen. Täglich drei bis fünf Tassen trinken.

Inhalationen mit Kochsalzlösung sind bei allen chronischen und spezifischen Erkrankungen der oberen und unteren Luftwege empfehlenswert. Auch bei Erkrankungen der Nasennebenhöhlen und bei Heuschnupfen sind sie sehr gut geeignet, Symptome zu lindern.

Für eine Inhalation benötigt man eine kleine Schüssel und ein großes Handtuch.

Salzdampfbad	
1 Liter	kochendes Wasser
1 TL	Kochsalz

Einfach den Kopf über die Schüssel mit dem dampfenden Salzwasser beugen und mit dem Handtuch Kopf und Schüssel abdecken. Etwa zehn Minuten lang tief durch Mund und Nase einatmen. Kinder haben an einem Dampfbad mehr Spaß, wenn statt dem Handtuch ein Regenschirm be-

Einfache Geräte, die die Schleimlösung fördern

Einfache Hilfsmittel, die beim Ausatmen für leichten Überdruck und Vibrationen in der Lunge sorgen, wirken wie eine „innere Klopfmassage" der Atemwege. Diese lockert und verflüssigt den Bronchialschleim, was dessen Abhusten erleichtert. Beide hier vorgestellten Geräte sind auch für Kinder geeignet und können vom Arzt verschrieben werden.

Beim Blasen in das RC-Cornet (rechts) schwingt der innen liegende Ventilschlauch. Die ausgeatmete Luft bewegt sich dabei „portionsweise" durch den Schlauch. Da sich dieser nach jeder „Portion" Luft wieder schließt, entsteht ein dauernder leichter Überdruck

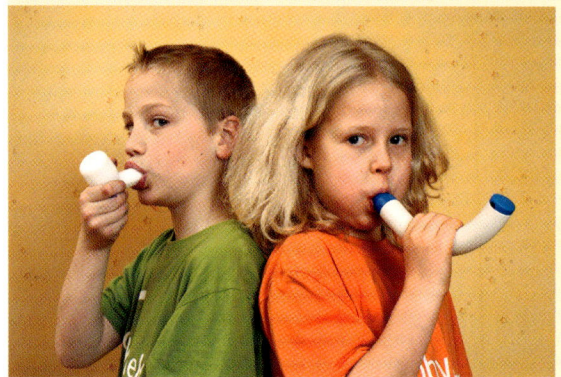

mit kleinen Druckschwankungen. Dadurch bleiben die Atemwege offen, der Schleim löst sich und kann leichter abgehustet werden. Durch das Pusten in die pfeifenförmige VRP1-Flutter (links) wird die Metallkugel im Inneren in Schwingungen versetzt. Auch hier entstehen Vibrationen, die den Bronchialschleim lockern.

Der Schleimlöser der hobbythek

Auch unsere Apparatur funktioniert nach dem Vibrationsprinzip und bereitet insbesondere Kindern sicherlich mehr Vergnügen als professionelle Geräte.

Man benötigt dazu lediglich:
einen Haushaltseimer (10 Liter),
einen Wasserschlauch,
ca. 80 cm lang, 13 mm dick und eventuell ein kleines Spielzeugboot

Der Eimer wird zur Hälfte mit Wasser gefüllt. Mit dem Schlauch bläst man nun ins Wasser hinein. Je nachdem, wie tief der Schlauch im Wasser hängt, ergibt sich ein unterschiedlicher Druck.

Immer wenn sich eine Luftblase vom Schlauchende abschnürt, erzeugt das nachfließende Wasser einen kurzzeitigen Gegendruck. Die entstehenden Druckschwankungen lösen den Schleim.
Es ist darauf zu achten, dass der Schlauch nicht kürzer ist, als etwa 80 Zentimeter. Die Gefahr des Wasserschluckens, falls beim Luftholen der Schlauch versehentlich nicht aus dem Mund genommen wird, ist dadurch minimal.
Ein weiterer Anreiz für Kinder kann geschaffen werden, indem durch die aufsteigenden Luftblasen ein Spielzeugboot zum Kentern gebracht werden muss.

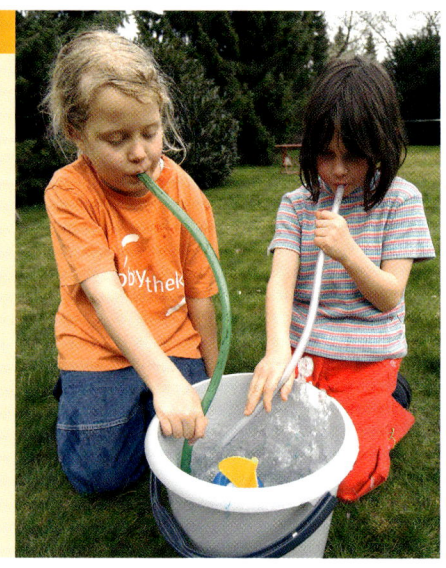

nutzt wird. Achten Sie auf einen sicheren Stand der Wasserschüssel während des Dampfbades. Im Zweifel füllen Sie lieber die Badewanne und lassen Ihr Kind daneben spielen.

Sehr praktisch sind so genannte Heildampf-Inhalatoren (herbatherm®) aus der Apotheke: Eine Thermoskanne sorgt dafür, dass die Flüssigkeit fast zwei Stunden ausreichend heiß bleibt. Mit dem speziellen Aufsatz lässt sich die gewünschte Dampftemperatur einstellen und die Frischluftzufuhr regeln. Die biegsame Atemmaske passt sich der Gesichtsform gut an. Entgegen vieler Lehrmeinungen ist übrigens davon abzuraten, Dämpfe mit Echter Kamille zu inhalieren. Obwohl der Name so „gesund machend" klingt, können gerade bei Asthma die Schleimhäute gereizt oder allergische Reaktionen hervorgerufen werden.

Aromatherapie und Asthma

Wer die hobbythek schon länger verfolgt, weiß, dass wir der Aromatherapie eine große Bedeutung beimessen. Die Behandlung von Asthma mit aromatherapeutischen Maßnahmen ist allerdings eine zweischneidige Angelegenheit. Einerseits besteht durch die unsachgemäße oder zu vorschnelle Anwendung von ätherischen Ölen die Gefahr, beim Patienten das Gegenteil der erwünschten Wirkung auszulösen. Denn durch unbedachtes Anwenden von ätherischen Ölen werden bei manchen Patienten oft starke Reaktionen und sogar sehr schwere Asthmaanfälle hervorgerufen. Auf der anderen Seite besteht die Möglichkeit, durch sachgemäße Anwen-

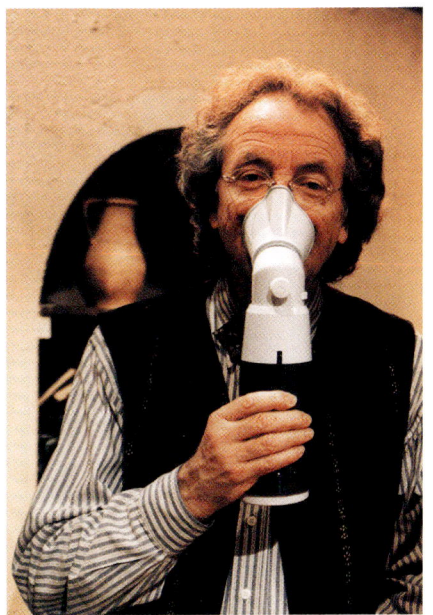

Besonders praktisch ist dieser Heildampfinhalator.

dung von ätherischen Ölen eine beachtliche Hilfestellung beim Heilungsprozess zu gewähren.

Wir geben dennoch zu bedenken, dass sich unsere Empfehlungen in der Hauptsache auf leichtes Asthma beschränken. Dabei sollte es möglich sein, durch eine unterstützende und stärkende Aromatherapiebehandlung die Symptome einzudämmen.
Dauern die Beschwerden schon über einen längeren Zeitraum an und ist deren Verlauf

bereits von Medikamenten abhängig, raten wir zu äußerster Vorsicht.
Auch für Kleinkinder und Schwangere mit Asthma ist die Aromatherapie ungeeignet.

Schritt für Schritt – Anwendung der Aromaöle

Der Ansatz der Aromatherapie ist insbesondere bei schweren Erkrankungen stets mehrschichtig und am Patienten orientiert. Deshalb sollen an dieser Stelle auch keine „Rezepte" zur Behandlung angegeben werden, sondern vielmehr am Beispiel Asthma die typische Vorgehensweise der Aromatherapie dargestellt werden.

Der erste Schritt bei Asthma besteht darin, den Patienten mit den ätherischen Ölen vertraut zu machen. Das sollte langsam und vorsichtig geschehen, insbesondere dann, wenn der Patient noch nie mit ätherischen Ölen konfrontiert war.
Am besten geeignet für solche vorbereitenden Maßnahmen sind in der Regel sanfte, entspannende Massagen mit einem ätherischen Öl, dessen Duft auf breite Akzeptanz stößt und sich durch seine krampflösenden Eigenschaften auszeichnet. Für solche Anwendungen besonders zu empfehlen sind zum Beispiel *Lavendel-* und *Mandarinenöl*.

Im zweiten Schritt hat es sich bewährt, die Patienten mit spezifischen und stärker nach „Aromatherapie" duftenden Ölen zu konfrontieren. Gut geeignet sind dafür Öle wie *Eukalyptus radiata* oder *Ravensare aromatica*. Diese Öle wirken nicht nur auswurffördernd, sondern auch überraschend deutlich antiasthmatisch.

POLLENSCHUTZ IM ALLTAG

Wenn es gelingt, das Allergen zu meiden, treten Allergien erst gar nicht auf. Wer auf Pollen und Hausstaubmilben allergisch reagiert, sollte darauf achten, dass zumindest die häusliche Umgebung zur allergenfreien Zone wird.

Doch Blütenpollen aus dem Wege zu gehen, ist ein fast unmögliches Unterfangen, denn die winzig kleinen Partikel gelangen fast überall hin. Die allergische Reaktion tritt aber erst bei einer von Patient zu Patient unterschiedlichen Mindestmenge auf. Es macht also Sinn, Pollen zumindest teilweise zu meiden.

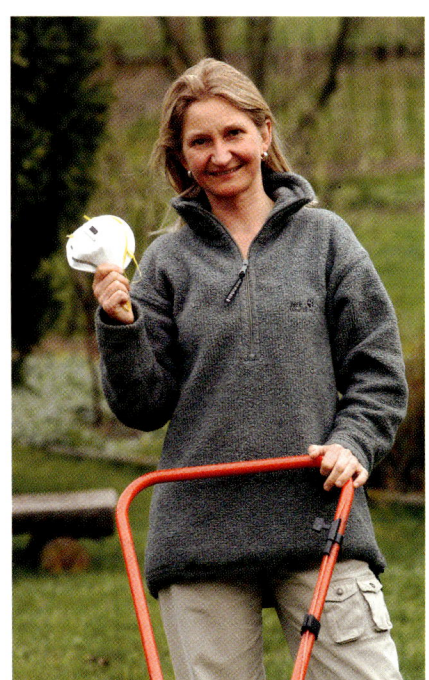

Sabine Fricke testet einen Pollenfilter.

Und so geht's:

- Bevorzugen Sie Spaziergänge an der frischen Luft nach einem kräftigen Regenguss.
- Sonnenbrillen mit großen Gläsern und möglichst seitlichem Schutz schirmen die Augen ab.
- Bei der Gartenbepflanzung sind Süßgräserarten, wie zum Beispiel Schwingel, Federgras, Hirse und Schmiele, zu meiden. Sauergräser, wie Segge, Zyperngras und Wollgras, zählen dagegen nicht zu den typischen Allergieauslösern.
- Setzen Sie im Garten nach Sonnenuntergang einen Fächerwasserwerfer zur Rasenberegnung ein. Auf diese Weise werden die Pollen aus der Luft gewaschen.
- Für Gartenarbeiten und Balkonstunden in der Allergiesaison empfehlen sich preiswerte Staubschutzmasken aus dem Baumarkt. Pollen und andere Stoffe werden gefiltert und gelangen nicht in die Atemwege. Wir empfehlen Ausführungen mit zusätzlichem Atemventil. Zur Not reicht auch ein feuchtes Taschentuch.
- So oft wie möglich sollten Sie das Gesicht gründlich mit kaltem Wasser abspülen. Auch die Naseneingänge lassen sich so von Pollen befreien. Für unterwegs sollten Sie eine Sprühflasche mit Leitungswasser mitführen. Auf teures Meerwasserspray aus der Apotheke können Sie getrost verzichten.
- Wäsche während der Pollenzeit nicht im Freien trocknen.
- Feuchte Raumluft empfinden die meisten Allergiker als angenehm, trockene Luft dagegen trocknet die ohnehin ge-

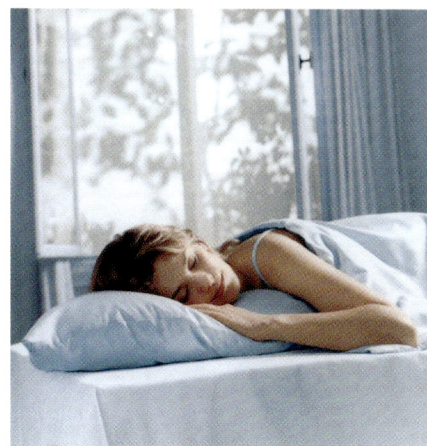

Frischluft in der Pollensaison:
Ein Pollenschutzgitter macht's möglich.

reizten Schleimhäute zusätzlich aus und das schwächt die Abwehr von Allergenen. Ein Wasserverdunster für die Heizung ist dabei die beste Methode, wenn er regelmäßig gereinigt wird. Andernfalls wird er zum idealen Nährboden für Bakterien. Auch feucht aufgehangene Tücher helfen. Wegen der Milbengefahr darf die Luftfeuchtigkeit allerdings nicht zu hoch sein (s. unten).

- Vor dem Schlafengehen Haare gründlich waschen und den Kopfkissenbezug häufig wechseln.
- Die Fenster während der Zeit des stärksten Pollenfluges schließen. Das ist auf dem Lande morgens, in der Großstadt eher nachmittags und am frühen Abend der Fall.
- Das Ei des Kolumbus sind Pollenschutzgitter, die seit 2003 erhältlich sind (siehe Bezugsquellen). Das engmaschige Gewebe ist luft- und lichtdurch-

lässig, verhindert aber das Findringen selbst kleinster Pollen. Es wird auf die geeignete Größe zugeschnitten und per Klettband direkt am Fensterrahmen befestigt.

- Pollenfilter im Auto halten Pollen zurück, so dass Lüftung und Heizung weiterhin benutzt werden können. Der Filter muss von einem Fachmann eingebaut und alle 30.000 km ausgetauscht werden. Dabei müssen Sie keinesfalls auf die meist überteuerten Filter der Vertragshändler zurückgreifen. Es gibt kostengünstige Modelle für alle Fabrikate.

Milben schonend, aber wirksam vertreiben

Die mikroskopisch kleinen Spinnentiere hausen überall, wo Staub ist. Ihr bevorzugter Lebensraum ist das Bett. Hier ist es warm, feucht, und der Tisch ist mit unseren Hautschuppen und Staubpartikeln stets reichhaltig gedeckt. Aber auch Teppichböden und Polstermöbel bieten ideale Lebensbedingungen.

Doch es sind nicht die Tiere selbst, die Allergien hervorrufen, sondern ihre Ausscheidungen. Betroffene reagieren mit Dauerschnupfen, Hautausschlägen oder asthmatischen Anfällen.

Das können Sie tun:

- Matratzen sollten mit einem speziellen Überzug (Allergocover®) versehen werden, der keine Milben und Staub durchlässt. Im Fachhandel sind Bettzeug und Matratzen speziell für Allergiker erhältlich.

Besser als nix : Auto-Pollenfilter der hobbythek

Die professionellen Pollenfilter befinden sich im Motorraum direkt vor dem Luftgebläse. So können sich Pollen erst gar nicht in den Kanälen des Belüftungssystems sammeln. Von diesem Prinzip abweichend möchten wir eine durchaus sinnvolle Kompromiss-Lösung anbieten.

Ein passend zurecht geschnittenes Stück des oben genannten Pollenschutzgitters wird einfach mit Klettband auf zwei Luftaustrittsdüsen gesetzt. Der Luftaustritt muss natürlich auf diese Düsen geleitet sein, wobei eine niedrige Gebläsestufe ausreicht.

Einmal wöchentlich sollte der „Filter", bei laufendem Gebläse, vor einer Staubsaugerdüse abgenommen und abgesaugt werden. Dies sollte unbedingt ein Nicht-Allergiker tun.

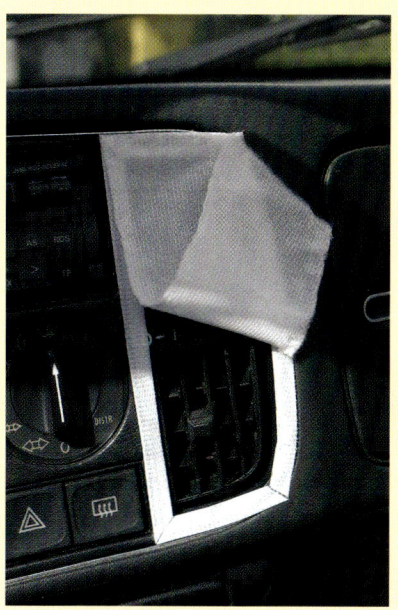

- Bettwäsche und Matratzen regelmäßig lüften und in die Sonne legen. Die UV-Strahlung tötet Milben in einem gewissen Rahmen ab.
- Matratzen von Zeit zu Zeit absaugen. So wird der Staub aus den Steppnähten entfernt.
- Bettwäsche mindestens einmal wöchentlich wechseln.
- Milben verdörren bei trockener Luft. Im Schlafzimmer sollte die Luftfeuchtigkeit deshalb auf maximal 50 Prozent gehalten werden. Kontrollieren Sie dies mit einem Hygrometer.
- Zusätzliche Hilfe gegen die ungebetenen Gäste und weitere Allergie auslösende Stoffe bietet unser Milbenspray

(siehe *Seite 44*). Bettwäsche, Kopfkissen und Matratzen können damit gründlich eingesprüht werden.
- Plüschtiere regelmäßig zwei Tage lang einfrieren oder bei 60 °C waschen
- Polstermöbel durch Ledergarnituren oder Holzmöbel ersetzen.
- Staubfänger wie Gardinen, Vorhänge, Pflanzen oder offene Kleiderregale vermeiden.
- Teppichböden sollten weitgehend durch glatte und wischbare Bodenbeläge, wie zum Beispiel Parkett, Linoleum oder Kork, ersetzt werden. Achten Sie beim Verlegen auf lösungsmittelfreie Klebstoffe.

- Wer auf die Annehmlichkeiten des Teppichbodens nicht verzichten möchte, sollte auf kurzflorige und dichte Ware achten. Die Allergene können hier nicht so tief eindringen und mit einem guten Staubsauger abgesaugt werden.

Alle Zutaten miteinander vermischen und in einen Pumpspender mit Sprühkopf füllen. Das Spray ist insbesondere für den Schlafzimmerbereich geeignet. Es hinterlässt kaum Geruch und auch keine Flecken. Niemölfluid wird aus den Früchten des indischen Niembaum gewonnen und hat eine abschreckende und schädigende Wirkung auf Hausstaubmilben. Für den Menschen ist es ungiftig, genauso wie der Lebermoosextrakt, der den von allen Allergikern gefürchteten Pilzsporen vorbeugt.

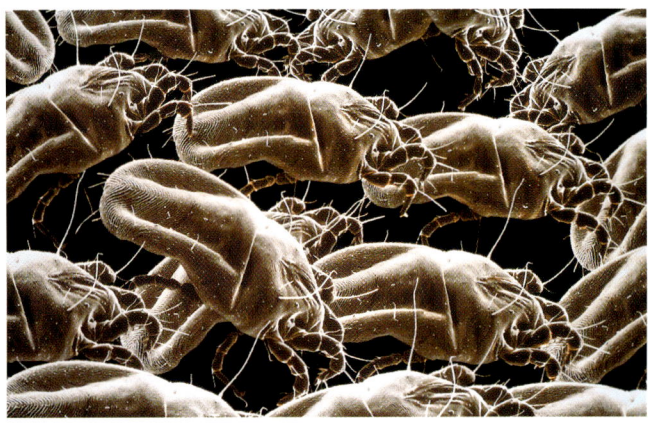

Gefährlicher Mitbewohner: die Hausstaubmilbe.

Aufs Korn genommen – Staubsauger

1901 wurde der erste Staubsauger von dem Engländer Hubert Cecil Booth erfunden. Hierbei handelte es sich wahrlich um ein Ungetüm, das mit einem Pferdewagen transportiert werden musste. Früher wurden die Wohnräume hauptsächlich gefegt, d. h. der Staub wurde aufgewirbelt und setzte sich dann wieder.

Heutzutage haben wir die Auswahl zwischen schätzungsweise 350 unterschiedlichen Staubsaugertypen. Das Angebot reicht vom Kleinstaubsauger über Bürsten- und Handstaubsauger bis hin zu den leistungsstarken Bodenstaubsaugern.

Das Funktionsprinzip ist stets gleich. Der staubige Luftstrom muss mehrere Stationen passieren, bevor er gereinigt ins Freie gelangt: Der grobe Schmutz wird zunächst in einem Papierbeutel aufgefangen. Ein Motorschutzfilter aus Microfasern verhindert die Verschmutzung des Gebläses. Ein Abluftfilter hält schließlich kleinste Staubpartikel so weit wie möglich zurück.

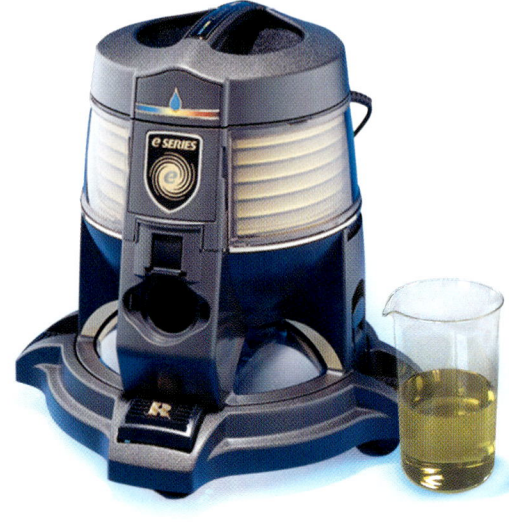

Speiseöl statt Wasser. Auch fettlösliche Schadstoffe wie zum Beispiel PCB werden im Öl gebunden.

Für Allergiker sind Sauger mit möglichst hohem Staubrückhaltevermögen empfehlenswert. Diese Modelle sind mit so genannten Schwebstofffiltern – S-Klasse oder Hepa genannt – ausgestattet. Das Gütesiegel *Für Allergiker geeignet* des TÜV Essen bietet beim Kauf eine gute Orientierungshilfe.

Für eine Reihe von Staubsaugertypen werden auch so genannte Allergiker-Sets als Sonderzubehör angeboten.
Durch Elektrobürsten, d. h. Bodendüsen mit rotierender Bürstenwalze, lässt sich die Staubaufnahme grundsätzlich noch verbessern. Vorsicht ist nur bei sehr empfindlichen Teppichen geboten.

Ein anderes Funktionsprinzip nutzen die so genannten Wasserstaubsauger. Dabei wird die Luft nicht durch einen Beutel, sondern durch ein Wasserbad geleitet und danach gefiltert. Größere Partikel wie Schimmelpilzsporen und Hausstaubmilben werden durch das Wasser gebunden. Problematisch sind allerdings die sehr kleinen Teilchen. Wie die Stiftung Warentest festgestellt hat, ist gerade der für Hausstauballergiker problematische Milbenkot nach wie vor in der Abluft vorhanden. Eine weitere Schwäche ergibt sich bei der Reinigung der Geräte, denn in dem feuchten Milieu können leicht Schimmelpilze wachsen.

Viel versprechend ist eine Entwicklung des Erfinders Otto Barnickel aus Erlangen. Dabei wird ein handelsüblicher Wasserstaubsauger eines amerikanischen Herstellers nicht mit Wasser, sondern mit gewöhnlichem Pflanzenöl befüllt. Ein zusätzlich eingebautes Leitblech sorgt dafür, dass die Luft längeren Ölkontakt hat. Die Abluft ist deutlich reiner als bei Wasserbetrieb, da die Schadstoffe im Speiseöl besser gebunden werden.
Da der Kaufpreis bei etwa € 1700,- liegen wird und Vergleichstests noch ausstehen, sollten Sie eine Anschaffung gründlich überdenken.

Tipps zum Saugen

- Je langsamer und gleichmäßiger die Düse über den Teppich streicht, desto mehr Schmutz wird aufgenommen. Am besten mehrmals über die gleiche Stelle fahren, damit auch tief sitzende Partikel erreicht werden.

- Beutel häufig austauschen, sobald man den Eindruck hat, dass das Gerät weniger Staub aufnimmt. Die Wechselanzeige ist meist nicht verlässlich. Ausschließlich frische Beutel verwenden.

ALLERGIEN DER HAUT

Ein faszinierendes Organ: die Haut

Zwischen Innerem und Äußerem unseres Körpers liegt ein faszinierendes „Organsystem": die Haut. Mit ihren 1,6 Quadratmetern funktioniert sie als mechanische Schutzschicht und reguliert außerdem unseren Wärmehaushalt. Im Fettgewebe speichert sie Energievorräte. Als Teil des Immunsystems wehrt sie eindringende Keime ab. Aber damit nicht genug: Unsere Haut enthält unzählige, winzig kleine Kontaktstellen – die so genannten Rezeptoren – über die sie mit dem gesamten Nervensystem in Verbindung steht. Alle sinnlichen Eindrücke werden von der Haut aufgenommen und als Informationen an das Gehirn weitergeleitet. Die Haut kann aber auch auf Signale von innen reagieren: Wir erröten vor Scham oder erblassen vor Schreck. Mehr als eine bloße Hülle, ist unsere Haut wie ein intelligentes Barometer, das sensibel auf unsere Gefühlslage antworten kann. Im übertragenen Sinn heißt es auch „sich in seiner Haut wohl fühlen". Eine gesunde Haut, ein schöner Teint – das verbinden wir mit Wohlbefinden, Zufriedenheit und erotischer Ausstrahlung. Wenn die Haut aber erkrankt, juckt und entzündet aussieht, dann leidet das Selbstvertrauen enorm. Neue Untersuchungen

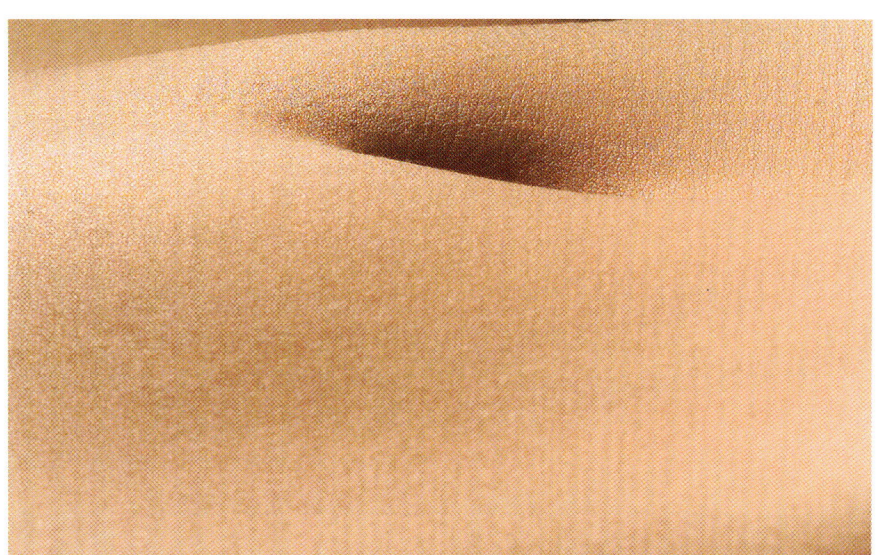

Die Haut ist unser größtes Organ, und mit einer Vielzahl wichtiger Funktionen auch eines der wichtigsten.

haben gezeigt, dass der psychische Druck bei einer ausgeprägten, chronischen Entzündung der Haut so hoch ist wie bei einer Krebserkrankung.

Ratschläge wie „dann kratz doch einfach nicht" zeigen, wie sehr dieser Leidensdruck unterschätzt wird. Obwohl allergische Hauterkrankungen nicht ansteckend sind und bei Kindern sogar zu den häufigsten Krankheiten zählen, müssen Betroffene immer wieder mit Distanz oder auch unverhohlener Ablehnung ihrer Umwelt klarkommen. Ein Baby mit entzündeter Haut entspricht eben nicht unserem Klischee vom süßen Wonneproppen.

Ein Teufelskreis aus sozialem Rückzug und mangelndem Selbstbewusstsein ist in Gang gesetzt.

Allergische Erkrankungen der Haut sind Krankheiten wie andere auch: Es lässt sich mit ihnen leben, wenn sie gezielt behandelt werden. Aus umfangreichen Studien wissen wir heute, wie heilsam es ist, wenn Betroffene und ihre Umgebung genau informiert sind. Dann erst haben Vorurteile keine Chance und ein wichtiger Schritt aus dem Teufelskreis ist getan.

■ Was die Haut krank machen kann

Leider erreichen uns über die Haut nicht nur angenehme Berührungen, sondern auch schädliche Umweltreize – von UV-Strahlung bis zu aggressiven Reinigungsmitteln. Durch den Kontakt mit schädigenden Reizen und Substanzen entzündet sich die Haut. Es kommt an der betroffenen Stelle zur so genannten *Kontaktdermatitis* (= Kontakt-Entzündung der Haut). Zum Beispiel beim Sonnenbrand: Der heftige Reiz der Wärmestrahlen verletzt die Haut.

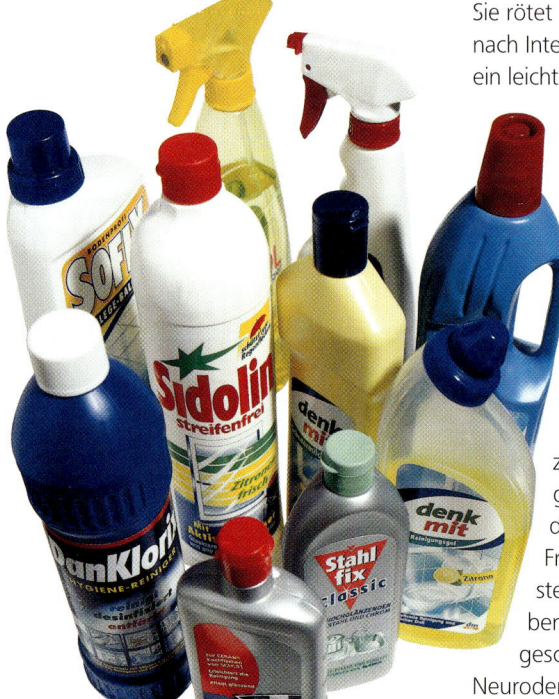

Es ist nicht alles gut, was Glanz bringt …

Sie rötet sich, schwillt an und bildet, je nach Intensität, sogar Blasen. Aber auch ein leichter Reiz kann durch chronisches Einwirken die Fähigkeit der Haut erschöpfen, sich quasi unbemerkt selbst zu reparieren. Schlecht sitzende, scheuernde Ohrringe sind ein bekanntes Beispiel. Die häufigste Ursache einer Kontakt-Entzündung ist aber die allergische Reaktion, die *Kontaktallergie*. Über 1000 Stoffe sind mögliche Kandidaten, diese allergisch bedingte Entzündung auszulösen. Kosmetika aller Art, Reinigungsmittel und Substanzen aus dem Berufsleben (zum Beispiel bei Friseuren) gehören zu den häufigsten Übeltätern. Leichtes Spiel haben sie auf empfindlicher, bereits vorgeschädigter Haut, zum Beispiel bei Neurodermitis (siehe *Seite 47*). Das Immunsystem reagiert beim ersten Kontakt mit dem Reiz, indem es zunächst spezielle Antikörper „auf Vorrat" produziert. Mit der nächsten Konfrontation mit dem Allergen reagiert es dann aber umso heftiger.

Die Allergie genau erkennen?

Alle Formen der Kontakt-Entzündung, aber auch die Neurodermitis, ähneln sich in ihrem Aussehen. Dennoch gibt es kleine Unterscheidungen: Schauen Sie sich die äußere Begrenzung der betroffenen Hautstelle an. Ein scharfer Rand spricht für die Kontakt-Entzündung, ein verwaschener, gezackter Rand dagegen für die Neurodermitis. Gesicht und Kopf sind Regionen, die, abgesehen von Kosmetika, seltener mit Kontaktallergenen in Berührung kommen als beispielsweise Hände. Allerdings gibt es auch Kontaktallergien bei Neurodermitis. Hier ist dann detektivisches Gespür und viel Geduld nötig, die eigentlichen Auslöser herauszufinden. Beschwerdetagebücher sind dabei eine wertvolle Unterstützung. Sie ermöglichen einen genauen Blick auf versteckte Allergieauslöser im Alltag.

WIE EIN LÖWE IM KÄFIG: NEURODERMITIS

Trockene Haut, quälender Juckreiz und entzündete Ausschläge machen 15 Prozent der Deutschen das Leben schwer. Sie leiden an chronisch entzündeter Haut, an *Neurodermitis* oder auch *endogenes Ekzem*. Besonders häufig sind Säuglinge und kleine Kinder betroffen. Aber auch bei Jugendlichen und Erwachsenen kann sie unvermutet zum Ausbruch kommen. Die Ursachen sind nicht eindeutig geklärt. Neue Untersuchungen des Bundesforschungsministeriums belegen, dass es eine erbliche Neigung zu Allergien und zur Neurodermitis gibt. Diese Gene scheinen unter anderem auf Chromosom drei zu liegen. Das würde erklären, warum zwischen 15 und 30 Prozent der Kinder mit Neurodermitis auch unter anderen Allergien leiden. Wie ein Löwe im Käfig wartet die Neurodermitis bei Menschen mit einer erblichen Veranlagung auf eine günstige Gelegenheit auszubrechen. Es gibt eine Vielzahl von Faktoren, die den Ausbruch wahrscheinlicher machen. Diese Faktoren sind individuell verschieden. Emotionaler Stress, Allergene des persönlichen Umfelds und Umweltgifte können schon allein für sich allergisch wirken. Sie können aber auch die allergieauslösende Schwelle herabsetzen und so die Gitterstäbe für den „Löwen" brüchig machen.

■ Was macht den Hautausschlag zur Neurodermitis?

Ab dem dritten Lebensmonat kann sich die Neurodermitis mit Milchschorf bemerkbar machen. Das sind kleine, gelbliche Ablagerungen, die sich vorwiegend auf der behaarten Kopfhaut bilden. Trockene, gerö-

tete Wangen mit kleinen Bläschen oder Pickeln können dazu kommen. Typisch für Neurodermitis ist, dass die Haut sogar schon bei Babys juckt. Unruhe, aber auch Kratzspuren und entzündete Stellen am ganzen Körper weisen darauf hin. Ab dem zweiten Lebensjahr bessert sich die Haut bei vielen Kindern deutlich, und bei 40 Prozent heilt sie spontan aus. Allerdings bleibt die Veranlagung zur Neurodermitis – mit der empfindlichen, trockenen Haut – lebenslang bestehen.

Mit dem Beginn der Schulzeit – auch psychisch ein großer Schritt – häufen sich dann die Erkrankungen zum zweiten Mal. Typisch für ältere Kinder sind die so genannten *Beugeekzeme*: Aufgekratzte, zum Teil nässende Ausschläge finden sich besonders in Ellbeugen und Kniekehlen. Gesicht, Hals, Hand- und Fußrücken sind weitere, von Neurodermitis befallene Körperstellen speziell bei größeren Kindern und Jugendlichen.

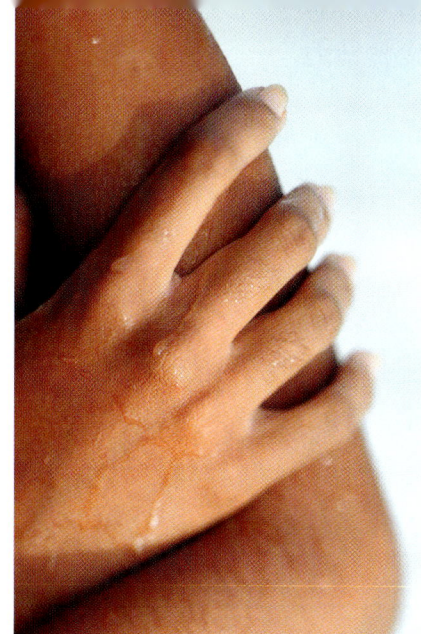

Neurodermitis tritt in Schüben auf und lässt sich deshalb in ihrem Verlauf schwer einschätzen.

Tipps gegen Milchschorf

Nehmen Sie ein naturbelassenes Öl und geben es auf die betroffenen Stellen der Kopfhaut. Durch vorsichtiges Bürsten mit einer Babybürste oder einem breiten Kamm lösen sich Schuppen, die beim anschließenden Bad mit ein wenig mildem Babyshampoo entfernt werden. Bürsten Sie bei starkem Befall nicht zu lange, denn die Kopfhaut des Babys ist mit den noch offenen Fontanellen empfindlich. Wiederholen Sie das Ölen und Bürsten lieber öfter – zum Beispiel bei der täglichen Babymassage (siehe *Seite 71*).

Mit der Zeit, wenn die Haut immer wieder entzündet war, beginnen die betroffenen Stellen zu vernarben. Die Haut hat dann Ähnlichkeit mit Elefantenhaut: Sie wird grob und hat tiefe Rillen. Ärzte nennen diesen Prozess „Lichenifikation". Durch zusätzliche Entzündungen mit Bakterien und Viren – so genannte „Superinfektionen" – verändert sich die Haut je nach Erreger. Staphylokokken, Herpesviren und Dellwarzen haben auf neurodermitischer Haut leichtes Spiel.

Mit zunehmendem Alter tritt der vernarbte, flächige Hautausschlag in den Hintergrund. Ab dem 30. Lebensjahr sind kleine, stark juckende Knötchen am Rumpf und an den Armen das typische Bild der Neurodermitis.

■ Gestörtes Immunsystem

Neurodermitis hat in jedem Alter seine Besonderheiten. Doch gibt es zusätzlich allgemeine Kennzeichen, die immer typisch für diese Hauterkrankung sind. Normalerweise besitzt gesunde Haut alle Eigenschaften, die nötig sind, den Körper gegen schädliche Einflüsse zu schützen. Zum Beispiel hält ein unsichtbarer Film – gebildet von Talgdrüsen verbunden mit winzig kleinen Schweißtröpfchen – die Haut feucht. Dieser so genannte „Säureschutzmantel" wehrt außerdem Bakterien ab. Nach dem Motto „Selbst ist die Haut" können Verletzungen durch ein ausgeklügeltes System ohne Hilfe repariert werden. Diese Fähigkeiten, die Haut zu schützen und zu

regenerieren, sind bei der Haut eines Neurodermitikers nicht ausreichend intakt. Die Haut ist zu trocken und deshalb leicht verletzlich. Sie kann die nötige Feuchtigkeit nicht ausreichend speichern. Forscher vermuten, dass die Ursache dafür in einem defekten Fettstoffwechsel der oberen Hautschichten zu sehen ist.

Außerdem sind sowohl das vegetative Nervensystem – zuständig für körperliche Entspannung – als auch das Immunsystem aus ihrem natürlichen Gleichgewicht geraten. Das vegetative Nervensystem reguliert u.a. das Öffnen und Schließen der Blutgefäße in der Haut. Bei Neurodermitis ist dieser automatische Mechanismus nicht so funktionstüchtig wie bei hautgesunden Menschen. Ein sichtbares Phänomen dafür ist der „weiße Dermographismus". Probieren Sie es selbst und streichen mit dem Fingernagel über Ihre Haut. Normalerweise bleibt für einige Sekunden ein roter Strich. Bei Neurodermitis zeigt die Haut dagegen einen weißen Strich. Die schlechte Regulierung der Hautgefäße erklärt auch, warum Wärme Juckreiz hervorruft und Kälte als ausgesprochen heilsam empfunden wird. Wärme öffnet die Blutgefäße. Dadurch können alle Botenstoffe der allergischen Reaktion, wie das juckreizfördernde Histamin, stärker ausgeschüttet werden.

D as gestörte Abwehrsystem von Neurodermitikern reagiert einerseits überempfindlich auf allergische Umweltreize: Allergie-Botenstoffe können schneller als üblich freigesetzt und IgE Antikörper oft im Übermaß produziert werden (siehe *Seite 13*). Sind über das Kratzen Bakterien in die

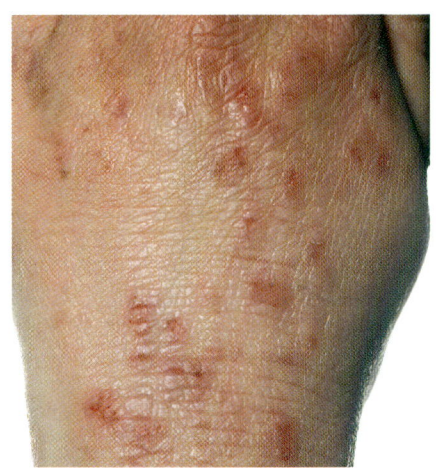

Den zahlreichen allergischen Umweltreizen ist die Haut von Neurodermitikern schutzlos ausgeliefert.

Haut eingedrungen, fehlen andererseits Abwehrzellen – u. a. so genannte „T-Helferzellen" –, um eine Entzündung zu verhindern.

ALTERNATIVEN ZU KORTISON?

■ Protopic, Elidel und Co.

Seit einiger Zeit machen neuartige Salben auf dem Markt Furore. In der Behandlung von Neurodermitis werden sie als lokale Alternative zu Kortisonpräparaten gefeiert. Sie modulieren den Stoffwechsel der Abwehrzellen so, dass die bei Allergien zu häufig gebildeten „Zytokine" – also Botenstoffe von Entzündungen – in ihrer Entstehung blockiert werden. Wie bei Kortison wird die übersensible Reaktion des Abwehrsystems unterdrückt, ohne dass der Wirkstoff in den Körper gelangt. Der große Vorteil dieses neuen Prinzips liegt darin,

---

Tipp für fitte Gefäße

Wer von Neurodermitis betroffen ist, sollte nach jedem Duschen für einige Minuten den ganzen Körper abwechselnd kalt und warm abduschen. Am besten fangen Sie an den Außenseiten der Beine an und gehen an den Innenseiten wieder zu den Füßen zurück. Anschließend kommen die Arme dran. Nach demselben Muster erst außen zum Körper hin und innen zu den Händen zurück. Dieses Wechselduschen trägt dazu bei, die Blutgefäße zu trainieren. Sie können dann schneller reagieren. Wechselduschen nach dem Sport hat außerdem den Vorteil, dass das Neurodermitis verstärkende Schwitzen nach körperlicher Anstrengung deutlich weniger wird.
Was Kneippsche Anwendungen noch leisten können, erfahren Sie auf *Seite 77*.

dass es nicht zu den typischen Nebenwirkungen von Kortison wie dauerhafte Rötung und Verdünnung der Haut kommt.

Die mildere Elidel Creme 1% (Wirkstoff Pimecrolismus) und die stärkere Protopic Salbe 0,03% (Wirkstoff Tacrolismus) sind beide rezeptpflichtig und ab dem 2. Lebensjahr zugelassen. Die Wirkung tritt relativ prompt ein. In der ersten Zeit kann die Haut vermehrt brennen und jucken, was aber nach Abklingen der Entzündung wieder aufhört. Während der gesamten Behandlung reagiert die Haut ausgesprochen lichtempfindlich. UV-dichte Kleidung und Sonnencreme mit einem Lichtschutzfaktor über 30 werden deshalb empfohlen.

Doch möglicherweise sind die neuen „Immunmodulatoren" nicht ganz so harmlos und vorteilhaft, wie es zunächst scheint. In Tierexperimenten hat sich der Verdacht ergeben, dass sie für ein erhöhtes Risiko bösartiger Hauterkrankungen verantwortlich sind. Bislang fehlen außerdem noch wissenschaftliche Studien, die Wirkung und Nebenwirkungen der neuen Präparate auf lange Sicht untersuchen. Dabei müsste besonders darauf geachtet werden, wie sich das noch unreife Abwehrsystem von Kleinkindern unter wiederholter Behandlung verhält.

■ Warum juckt die Haut?

Erst der ständige Juckreiz macht die Neurodermitis zur Qual. Nachts können die Kinder – und damit meist auch die Eltern – vor lauter Jucken nicht richtig schlafen. Dann liegen auch noch die Nerven blank und das verschlimmert die Krankheit. Durch das Kratzen schütten Zellen der

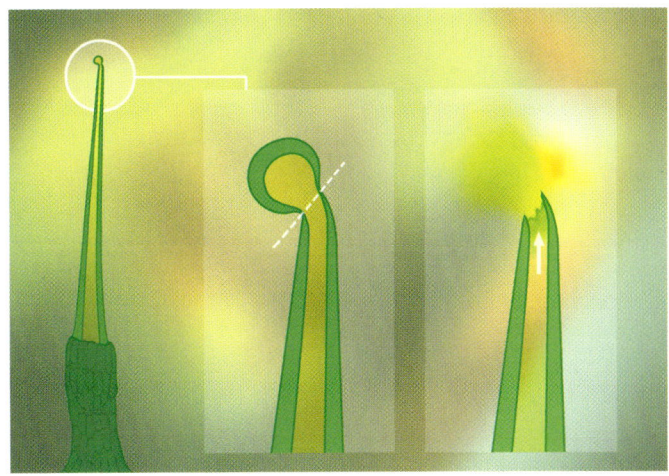

Die Wirkung von Histamin kennt jeder, der schon einmal Brennnesseln berührt hat. Dabei brechen die Köpfchen des Krauts ab und der juckreizauslösende Stoff wird freigesetzt.

Haut Botenstoffe aus, die wiederum das Signal „es juckt!" geben. Dieser Teufelskreis aus Jucken-Kratzen-Jucken wird erst unterbrochen, wenn die Haut richtig verletzt ist und blutet. Dann ist es eigentlich aber schon zu spät. Durch die offenen Hautstellen können Keime eindringen, die eine Entzündung verursachen und auch das ist – genauso wie der normale Heilungsprozess – mit Juckreiz verbunden.

Juckreiz hat vielfältige Auslöser: Raue Oberflächen wie Wolle, Kontakt mit Stoffen, die allergisch wirken, aber auch unverträgliche Nahrungsmittel oder Schweiß, führen dazu, dass die Haut juckt. Einer der wichtigsten Botenstoffe ist das Histamin. Es wird von den so genannten „Mastzellen" in der Haut gespeichert und bei entsprechendem Signal freigesetzt. Auch die Psyche kann diesen Stein ins Rollen bringen: Peinliche Situationen, Aufregung, aber auch Langeweile verleiten zum Kratzen. Die häufigste Ursache des Juckreizes ist aber eine allzu trockene Haut. Häufiges

Waschen mit viel Seife trocknet sie zusätzlich aus und dann juckt es besonders. Deshalb sind rückfettende, feuchtigkeitsspendende Cremes die beste Maßnahme gegen Juckreiz (siehe *Seite 53*).

Tipp

Wenn nichts anderes zur Verfügung steht, hilft es auch, auf die juckende Stelle fest zu drücken. Das beruhigt den Juckreiz!

■ Hautfreundliche Kleidung

Kleider berühren die erkrankte Haut unmittelbar. Deshalb gibt es hier einiges zu beachten: Bevorzugen Sie gut waschbare Kleidung, die aus wenig behandelter Baumwolle oder Seide hergestellt ist. Wolle oder auch Wildseide haben bei genauer Betrachtung eine raue Oberfläche. Unter dem Mikroskop sehen solche Fasern ziemlich borstig aus. Das Gleiche gilt für viele Synthetikfasern. Ultrafeine Stacheln können die überempfindliche Haut reizen oder sogar einritzen. Durch diese mechanische Beanspruchung beginnt dann der Teufelskreis aus Kratzen und Entzündung. Denken Sie als Eltern daran, dass die Haut Ihres kranken Kindes auch mit Ihrer eigenen Kleidung in Berührung kommt. Steigen Sie deshalb auf Materialien um, die Ihr Kind gut verträgt.

Bunte Kleider enthalten oft noch Bestandteile des Färbens. Im Zweifel sind natürlich behandelte oder ungefärbte Stoffe für die empfindliche Haut besser. Wenn Sie Kleidung second hand erstehen, ist das eine gute Alternative zu den oft teuren Ökoprodukten. Denn gebrauchte Kleider sind so oft gewaschen, dass sie kaum noch allergieauslösende Stoffe enthalten. Bei Knöpfen, Haken und Reißverschlüssen hilft aber auch das Vorwaschen nicht. Oft enthalten

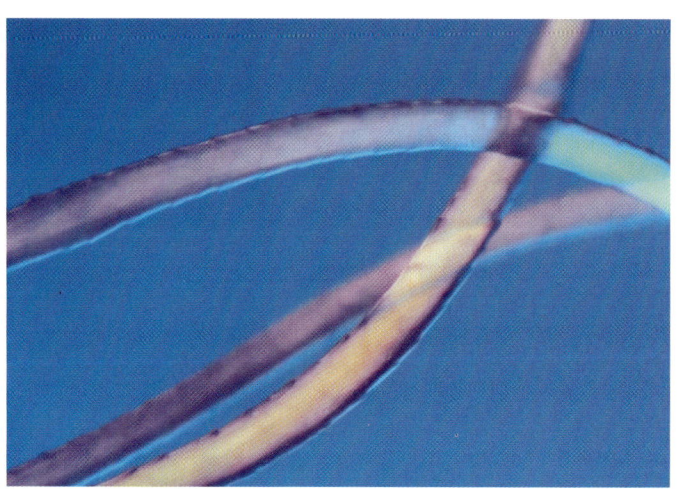

Die scheinbar weichen Fasern sind bei genauem Hinsehen kratzig und reizen die Haut.

sie Substanzen, die Allergien fördern. Typisch ist die gereizte Haut auf Höhe des Bauchnabels, wo der Hosenknopf sitzt. Ein bisschen klarer Nagellack kann Wunder

wirken: Lackieren Sie einfach alle Knöpfe, die mit Ihrer Haut in Verbindung kommen. Ganz einfach lassen sich auch die scheuernden Kleidernähte unschädlich machen: Drehen sie das kratzende Stück einfach auf links. Dieser Tipp ist besonders gut geeignet für Unterwäsche: Es sieht keiner, aber es hilft.

Für die oft heikle Situation in der Nacht gibt es spezielle Anzüge aus Mikrofasern, die zum Teil von den Krankenkassen bezuschusst werden. Sie hüllen den gesamten Körper ein. Der weiche Stoff verhindert, dass es beim Kratzen zu Verletzungen der Haut kommt. Außerdem saugen die Anzüge den Schweiß so schnell auf, dass die Haut nicht gereizt wird – was wiederum den Juckreiz vermindert. Aber Achtung: In einem solchen Overall können sich die Kinder nur eingeschränkt bewegen und sie ertasten ihre Umwelt nur durch Stoff. Insofern sollte der Anzug nur in schlimmen Fällen und auch dann nur nachts angezogen werden. Überprüfen Sie auch, ob vielleicht die Bettwäsche zu rau ist. Frottee

Nickel – Glanz mit Tücken

Viele Menschen – oft auch schon Kinder – tragen Schmuck aus Nickel. Allergologen warnen, dass gerade die junge Haut empfindlich ist und es häufig, weger der dauerhaften Sensibilisierung, zu einer Nickelallergie kommen kann.

Ob der Schmuck Nickel frei gibt, lässt sich leicht mit einem Nickeltest (Immunoselect®) aus der Apotheke prüfen. Dazu wird einfach das Teststäbchen für einige Sekunden auf dem Metall gerieben. Bei einer Rotfärbung lösen sich zu viele Nickelatome ab.

Studien an der ETH Zürich haben belegt, dass sogar Europas neue Geldmünzen Nickelallergien verstärken können.

Obwohl die 1- und 2–Euro-Münzen deutlich weniger Nickel enthalten als die guten alten D-Mark-Stücke, übertrifft die Nickelabgabe den erlaubten Grenzwert um das bis zu 300fache.

Der Grund liegt in der Konstruktion der neuen Münzen verborgen: Der äußere Ring und die innere Scheibe bestehen aus unterschiedlichen Metalllegierungen. Dadurch entsteht ein so genanntes Galvanisches Element. In Verbindung mit dem Schweiß der Haut fließt ein elektrischer Strom, der die Nickelabgabe verstärkt.

Aufgrund der kurzen Berührungsdauer mit Geld sind allergische Reaktionen jedoch ziemlich unwahrscheinlich.

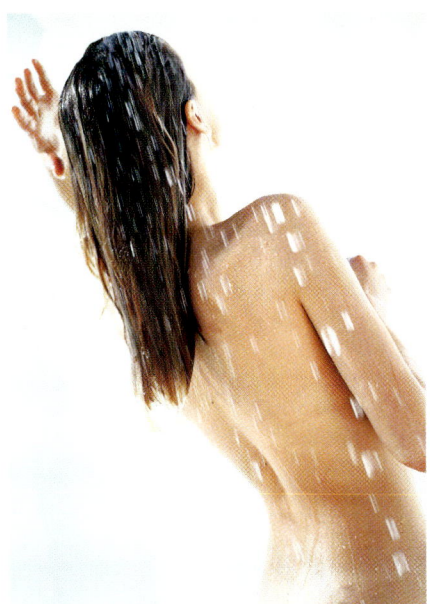

Ein kühler Schauer hilft den Juckreiz zu lindern.

und ähnliche Materialien sind bei Neurodermitis ungeeignet.

Und vergessen Sie die Füße nicht. Auch sie sollten nicht in Material gesteckt werden, das reizt. Natürlich behandeltes Leder oder Leinen sind außerdem atmungsaktiv und eignen sich deshalb besser als beispielsweise synthetische Turnschuhe.

■ Den Juckreiz stoppen: wirksame Tipps

Wenn die Haut ständig juckt, kann einen das ganz schön plagen. Dabei gibt es wirksame Abhilfe. Medizinische Präparate sind während eines akuten Schubs unerlässlich (siehe *Seite 48*). Doch gibt es eine Reihe einfacher und milder Tricks, die Qualen zu mindern. Probieren Sie auch unsere „Beruhigende Pflegecreme ht" (siehe *Seite 53*).

Arktisschlafanzug und kalte Duschen

Das vermutlich einfachste Mittel, um dem Juckreiz eine glasklare Absage zu erteilen, ist Kälte. Kälte hat außerdem den Vorteil, das sie leicht verfügbar ist und Nebenwirkungen gibt es kaum. Sie hilft aus zwei Gründen. Zum einen verlangsamt sie alle Stoffwechselprozesse und damit auch den Transport der Allergiebotenstoffe in der Haut, zum anderen fördert sie die körpereigene Kortisolausschüttung.

Eine Zuschauerin schrieb uns, dass sie diesen Effekt seit ca. 20 Jahren nutze und deshalb immer kühl dusche. Bei ihr sei die Wirkung zwischen 6.00 und 8.00 Uhr morgens ideal, der späte Nachmittag bis zum Abend habe sich hingegen als weniger geeignete Zeit erwiesen.

Wenn nur kleine Stellen jucken, bieten sich Eisstückchen oder Kühlkompressen aus der Apotheke an. Allerdings sollten diese nie direkt auf die Haut gelegt werden, sonst drohen Erfrierungen. Eisgekühlte Auflagen sollten besser in ein Stück glatte, unbehandelte Baumwolle eingewickelt werden. Falls sich das Jucken abends vor dem Schlafengehen verschlimmert, hilft ein „Arktisschlafanzug": Das Outfit für die Nacht einfach in eine Plastiktüte packen und fünf Minuten ins Eisfach legen, bevor es getragen wird.

Es gibt allerdings auch Patienten, die lauwarme Kompressen bevorzugen, bei der die Temperatur etwas unterhalb der Körpertemperatur liegt.

Es empfiehlt sich einmal mehr auszuprobieren, ob man besser auf eisige oder laue Kälte anspricht.

Lindernde Salzbäder

Viele Neurodermitiker schwören auf Salzbäder gegen den Juckreiz. Dazu ist keine Reise zum Toten Meer nötig, die heimische Badewanne tut´s auch.

Pro Liter Badewasser braucht man etwa zehn bis 30 Gramm Salz. Für ein Sitzbad entspricht das dann etwa zwei Päckchen. Dabei erfüllt auch preiswertes Salz seinen Zweck. Das Badewasser auf höchstens

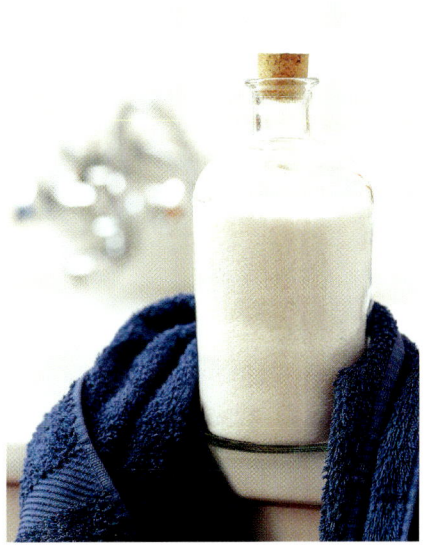

Auf der Haut wirkt Salz desinfizierend und entzündungshemmend.

35 bis 38 °C erwärmen. Wie bei anderen Bädern sollte auch ein Salzbad nicht zu lange dauern, höchstens zehn Minuten. Ansonsten wird unnötig viel Hauttalg gelöst, was die Haut weiter austrocknen würde.

Bewährt haben sich Salzbäder zusammen mit einer UV-Licht-Therapie. Diese kann aber nur von einem Hautarzt durchgeführt werden. Der Gang auf die Sonnenbank nach einem Salzbad ist mit einer medizinischen UV-Licht-Therapie nicht zu vergleichen.

Im akuten Schub, bei entzündeter Haut, ist salziges Wasser ungeeignet, denn es brennt auf der Haut.

Bei Kindern den Juckreiz austricksen

Egal was Sie tun, um Ihr Kind am Kratzen zu hindern, halten Sie ein paar Momente inne und beginnen erst nach ca. fünf Sekunden damit. Verhaltensforscher haben herausgefunden, dass Kinder das Kratzen sonst oft benutzen, um mehr Aufmerksamkeit von ihren Eltern zu erlangen. Durch die Verzögerung nimmt diese Tendenz stark ab.

Alle Eltern eines Kindes mit Neurodermitis kennen den Teufelskreis aus Jucken und Kratzen: Die vom Juckreiz geplagten Kinder kratzen sich blutig, um die Qualen zu lindern. Unbeschwertes Spielen und Schlafen sind kaum noch möglich.

Ein paar Tricks können helfen, um vom Kratzen abzulenken oder es zu mildern:

- Mit einem Waschlappen oder Baumwoll-Handschuh die Haut sanft abreiben.
- Fest auf die juckende Stelle drücken.
- Ein Stück *neben* der juckenden Stelle, in die gesunde Haut kneifen, tätscheln oder klopfen.
- Besser auf der Hose kratzen.
- Ein *Kratzklötzchen* griffbereit halten. Bei einer akuten Attacke kann das Kind daran kratzen, bis es sich entspannt.
- Im Sitzen mit beiden Händen unter die Sitzfläche greifen und sich kräftig in den

Stuhl ziehen. Zehn Sekunden halten. Häufig nimmt der Juckreiz danach ab.

Kratzklötzchen
Holzstück 10 x 5 x 2 cm
Fensterleder 10 x 16 cm
Schnürsenkel 100 cm
Klebstoff (siehe *Seite 81*)

Das Holzstück wird einfach mit dem Leder umklebt. Beim Auftragen des Leims, der unbedenklich sein muss, nicht die Kanten und Ecken vergessen. Das Klötzchen an einem Ende durchbohren und einen dicken Schnürsenkel als Halskette durchziehen und verknoten.

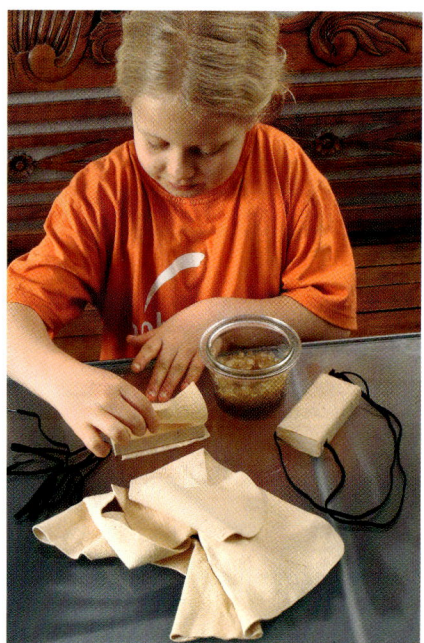

Lassen Sie Ihr Kind das Kratzklötzchen selbst gestalten.

LIEBEVOLLE PFLEGE FÜR DIE HAUT

Gerade die spröde und trockene Haut braucht liebevolle Pflege.

Wasser entzieht der Haut Feuchtigkeit und Fett. Zu häufiges Waschen schadet mehr, als dass es nützt. Generell ist Duschen hautfreundlicher und dem Baden vorzuziehen. Falls doch mal die Lust auf ein Vollbad aufkommt; höchstens zehn bis 15 Minuten plantschen und die Temperatur auf 35 bis 38 °C beschränken. Danach gut eincremen. Auf parfümierte Seifen und Schaumbäder unbedingt verzichten. Auch flüssige Hautreinigungsmittel meiden, sie verführen zum übermäßigen Gebrauch.

■ Ölbäder tun der Haut gut

Wer sein Vollbad genießen möchte, kann das Schöne wunderbar mit dem Nützlichen verbinden. Kurze Ölbäder sind angenehm und tun dem Teint gut, weil sie die obere Hautschicht geschmeidiger machen.

Ölbad der Kleopatra	
1 EL	Olivenöl
1 Tasse	Vollmilch

Zutaten vermischen und ins Badewasser geben.

Das Eiweiß der Milch wirkt als natürlicher Emulgator. Deshalb verteilt sich das Öl gleichmäßig im ganzen Badewasser.

Das Handtuch zum Abtrocknen darf auf keinen Fall mit Weichspüler behandelt werden. Den vertragen Neurodermitiker und Menschen mit empfindlicher Haut sehr schlecht.

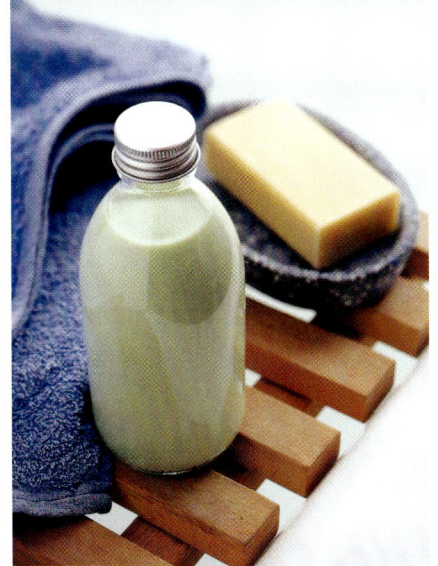

Das „Ölbad der Kleopatra" macht die Haut geschmeidig.

Tipp: Viele Ärzte schwören auf „spreitende" Ölbäder. Dabei verzichtet man auf den Emulgator. Das Öl verteilt sich deshalb nicht im Wasser, sondern schwimmt stattdessen in kleinen „Linsen" auf der Oberfläche. Erst beim Aussteigen aus dem Bad zieht sich das Öl wie ein Film über den ganzen Körper.
Probieren Sie auch hier einfach aus, was Ihnen besser gefällt.

▪ Cremen à la hobbythek

Eincremen ist absolutes Pflichtprogramm für eine gesunde Haut. Mindestens einmal täglich, in jedem Fall aber nach dem Baden oder Duschen sollte tief in den Cremetopf gegriffen werden. Wir haben eine Creme entwickelt, die Feuchtigkeit in der Haut bindet und den Juckreiz mindert. Sie enthält u.a. Harnstoff. An dieser Substanz

mangelt es der Haut von Neurodermitikern. Untersuchungen zeigen, dass sie etwa 85 Prozent weniger Harnstoff enthält als gesunde. Selbst in unauffälliger Haut mit neurodermitischer Veranlagung ist sein Gehalt um rund 70 Prozent reduziert. Dabei ist gerade Harnstoff gut für diese Patienten: Er stillt Juckreiz und macht die Haut widerstandsfähiger. Dadurch stabilisiert sich der Feuchtigkeitsgehalt in der Hornschicht der Haut.

Experimentierfreudige Menschen tupfen ihren eigenen Urin direkt auf die Haut auf. Ein Versuch lohnt sich.

Beruhigende Pflegecreme ht	
5 ml	Borretschöl oder Nachtkerzenöl
3 g	Magnesiumchloridsalz (aus der Apotheke)
2 g	Harnstoff
3 ml	D-Panthenol
20 Tr.	Vitamin-E-Fluid
50 g	Cremaba
15 Tr	Paraben K

Das Öl mit dem Magnesiumsalz und dem Harnstoff vermischen. Zur Verbesserung der Geschmeidigkeit der Haut D-Panthenol und Vitamin-E-Fluid hinzugeben. Das Gemisch kalt unter unsere pflanzliche Cremebasis Cremaba rühren.
Zur besseren Haltbarkeit Paraben K, ein spezielles, auch für Lebensmittel zugelassenes Konservierungsmittel, unterrühren.

So greifen Kinder überzeugter in den Cremetopf: Das Hautmodell

Eincremen finden die meisten Kinder lästig und überflüssig. Das wissen auch die Duisburger Spieltherapeutin Gisela Schnelle-Parker und der Mönchengladbacher Dermatologe Dr. Bernd Kardorff. Gemeinsam haben sie ein anschauliches Hautmodell entwickelt. Es ist zwar anatomisch nicht korrekt, Kinder begreifen damit aber schnell, wie wichtig Feuchtigkeit für ihre Haut ist.

Per Spritze wird das Modell von einer Seite mit Wasser gefüllt. Dadurch wird bereits in wenigen Minuten die *eine* Hälfte der Oberfläche durchfeuchtet. Die Berührung

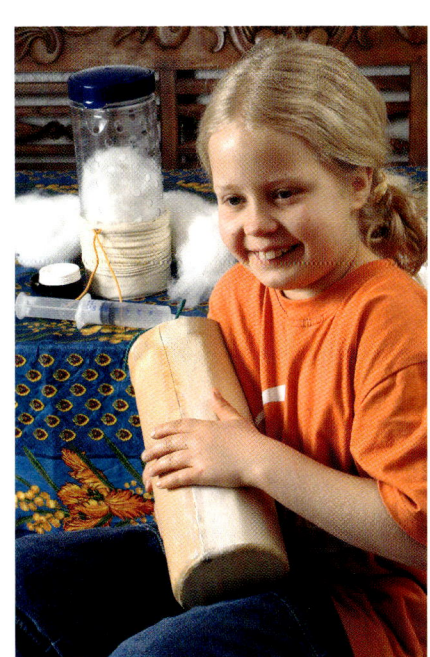

Kleiner Aufwand – großer Effekt: das Hautmodell.

der trockenen Seite empfinden Kinder als unangenehm. Wird diese Seite hingegen mit Cremes oder Lotion behandelt, spüren Kinder eigenhändig den Unterschied. Häufiger Umgang mit dem Modell fördert ein neues Hautbewusstsein. Dr. Bernd Kardorff beobachtet die wachsende Bereitschaft der Kinder, sich einzucremen. Ein deutlich besseres Hautbild ist mit der Zeit das Ergebnis.

**Hautmodell nach
Dr. Kardorff und Schnelle-Parker**

Aufbewahrungsbox mit Deckel,
ca. 25 cm lang, Durchmesser 10 cm
Großes Fensterleder (Autozubehör)
Schnur
Kissenfüllwatte
60-ml-Spritze

Als Korpus dient eine zylinderförmige Aufbewahrungsbox, die im Haushaltswarenbereich ab etwa € 3,– erhältlich ist. Mit einer Bohrmaschine wird *eine* Zylinderhälfte mit Löchern perforiert. Dazu am besten einen Zehn-Millimeter-Forstnerbohrer verwenden. Von Loch zu Loch ist ein Abstand von ca. zwei Zentimetern zu wählen.

Das Wasser kann zwar durch den Deckel gegossen werden, es empfiehlt sich jedoch die Verwendung einer Spritze. Dazu muss die Deckelmitte mit einem Loch versehen werden. In die Box wird anschließend großzügig Kissen-Füllwatte gestopft.

Aus dem Fensterleder wird ein passender Köcher angefertigt. Schneiden Sie dazu das Leder in ein Rechteck, dessen eine Seite dem Umfang der Box entspricht, abzüglich

zwei Zentimetern. Dadurch ist ein straffer Sitz gewährleistet.

Die andere Lederseite entspricht der Boxlänge, plus sechs Zentimetern. Das Rechteck wird an dieser Seite zusammengenäht. Beim Ausschneiden des Bodenstücks muss etwa ein Zentimeter Nahtkante zugegeben werden. Es wird an den Mantel geheftet und schließlich festgenäht.

Der Köcher erhält an der anderen Seite einen Kordelverschluss. Dazu wird die Kante umgelegt und vernäht, dass ein etwa zwei Zentimeter breiter Saum entsteht. Eine Schnur wird dann mit einer Sicherheitsnadel durch den Saum gezogen. Köcher auf rechts drehen, über die Box stülpen und verschnüren.

Tee-Umschläge bei Ekzemen
Die Wirkung von Salben und Cremes lässt sich mit sanften Mitteln gut unterstützen. Bewährt hat sich hierbei vor allem schwarzer Tee – natürlich völlig nebenwirkungsfrei:

200 ml Wasser
2 Teebeutel
Kleine Stücke Baumwolle

Wasser kochen, Teebeutel eine halbe Stunde lang darin ziehen lassen und den Tee zum Erkalten in den Kühlschrank stellen. Die Baumwolle in den Tee tunken und auf die Haut legen. Besonders gut eignen sich die Umschläge für das Gesicht.

Schon Nofretete nutzte sie: Farben für die Seele

Seit Jahrtausenden nutzen Menschen die Kraft der Sonne. Mit dem Licht versuchen sie Erkrankungen unterschiedlichster Art zu lindern. Sonnenlicht besteht aus den Farben des Regenbogens. Jeder Farbe wurden zunächst Wirkungen und schließlich auch Krankheiten zugeordnet. Auf diese Weise entstand die Farbtherapie.

Die alten Ägypter bauten regelrechte Farbtempel, in denen Räume in verschiedenen Farben gestrichen waren. Je nach Leiden

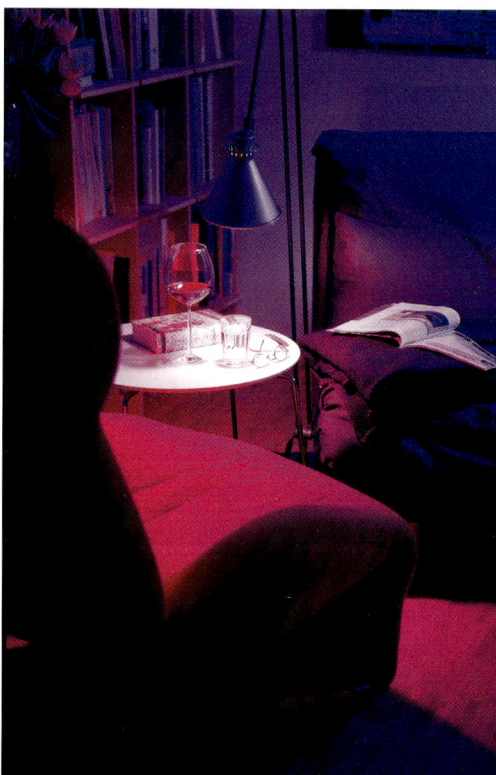

Wählen Sie die Farben für Ihre Wohnräume sorgfältig aus.

wurden die Patienten in das – nach ihren Vorstellungen – heilende Zimmer gebracht. Nofretete badete angeblich am liebsten in Ölen, deren Farbe zu ihrer jeweiligen Stimmung passte. Purpur soll sie angeregt, Grün oder Blau beruhigt haben.

Auch die alten Chinesen nutzten bei ihren Therapien die Farben: Menschen mit Darmerkrankungen etwa bestrichen sie gelb und verhängten die Fenster mit gelben Vorhängen; Patienten mit Scharlach wickelten sie in rote Gewänder und bestrahlten sie mit rotem Licht.

Heute haben wir für ernsthafte Erkrankungen sicherlich wirksamere Methoden, dennoch hat die Farblichttherapie Bestand: Allein in Deutschland wird sie von rund 180 Ärzten angeboten. Auch Neurodermitiker können davon profitieren: Leipziger Wissenschaftler haben in Testreihen herausgefunden, dass mehr als die Hälfte der Versuchspersonen violettes Licht bevorzugt. Diese Farbe löst bei den Betroffenen offenbar Wohlbefinden aus. Die Farben sollen direkt über die Augen auf das vegetative Nervensystem wirken und gleichzeitig auch die Produktion von Hormonen beeinflussen. Wie das genau funktioniert, ist aber noch völlig offen. Nun sind Behandlungen in den Arztpraxen eine teure Angelegenheit. Eine vergleichbare Wirkung können Sie zu Hause auch preiswert erreichen. Zunächst sollten Sie herausfinden, welche Farbe auf Sie beruhigend wirkt. Farbige Glühlampen sind in jedem Elektrogeschäft günstig zu haben. Allerdings werden sie meist nur in den Grundfarben angeboten. Glühlampen in Mischtönen, zum Beispiel Violett, sind schwieriger zu beziehen. Dafür empfehlen wir speziellen Glühlampen-

tauchlack, erhältlich im Bastelbedarf oder Elektronik-Versandhandel. Damit können Sie die Glühlampen ganz nach Ihrem persönlichen Geschmack färben.

Auch Stoffe in Ihrer Lieblingsfarbe können Zimmer in angenehmes Licht tauchen. Machen Sie es den alten Chinesen gleich und hängen Ihren Lieblingsstoff als Vorhang vor die Fenster. Übrigens, bislang gibt es keine haltbaren Belege für die Behauptung, dass farbiges Licht auch direkt über die Haut seine Wirkung entfalte. Den Tipp, eine Taschenlampe mit buntem Stoff zu bespannen und damit erkrankte Haut zu beleuchten, halten wir daher für Unfug.

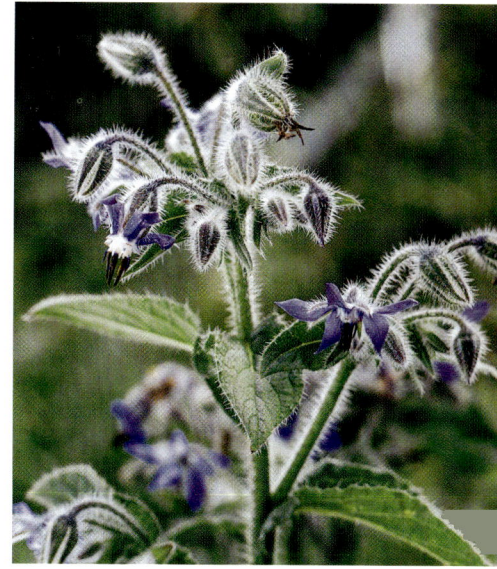

Borretschsamen enthalten die größten Mengen an Gamma-Linolensäure.

DIE HAUT VON INNEN HEILEN

■ Gamma-Linolensäure – eine hilfreiche Fettsäure

Neurodermitische Haut lässt sich auch von innen schützen, z. B. mit Borretschöl. Dieses Öl enthält eine seltene Fettsäure, die so genannte Gamma-Linolensäure, auch GLS genannt. Viele Neurodermitiker haben davon zu wenig in ihrem Blut. Das hat Konsequenzen, denn GLS brauchen wir, weil unser Körper daraus bestimmte Hormone, die Prostaglandine, synthetisiert. Prostaglandine sind wichtig für unsere Immunabwehr und auch bei Entzündungen. Borretschsamen ist reich an Gamma-Linolensäure, sein Öl enthält rund 23 Prozent davon. GLS findet sich auch im Öl des

Hanfs (ein bis drei Prozent), der schwarzen Johannisbeere (15 bis 19 Prozent) und der Nachtkerze (drei bis 15 Prozent). Um das Defizit auszugleichen, sollten Neurodermitiker pro Tag 12 bis 12,5 Milligramm Gamma-Linolensäure pro Kilogramm Körpergewicht aufnehmen. Wer mag, kann solche Öle auch als Kapseln zu sich nehmen. Babys werden normalerweise gut mit Gamma-Linolensäure versorgt, vorausgesetzt sie werden gestillt. Leidet die Mutter jedoch selber unter Neurodermitis, enthält die Milch nur Linolsäure, keine GLS. Linolsäure ist eine Vorstufe von GLS. Normalerweise wird sie von unserem Körper in GLS umgewandelt, bei Neurodermitikern ist diese Synthese jedoch gestört. Stillen hat in diesem Fall keine vorbeugende Wirkung.

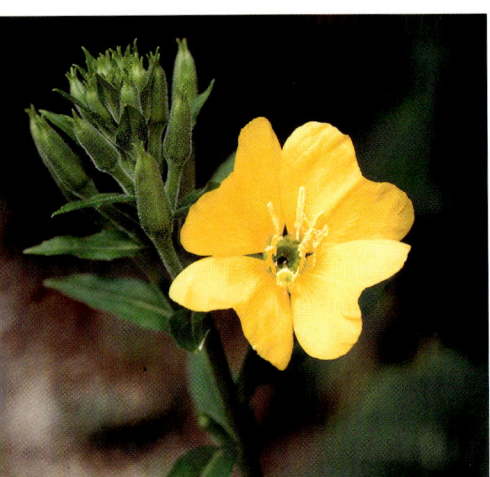

Nur sehr wenige Pflanzen – wie die schwarze Johannisbeere, der Hanf oder die Nachtkerze – enthalten wertvolle Gamma-Linolensäure. Vielen Neurodermitikern kann sie helfen, Beschwerden zu lindern.

Die bisherigen Behandlungserfolge bei leichteren und mittelschweren Formen der Neurodermitis sind sehr ermutigend. Nach Erfahrungen von Ärzten spricht jeder dritte Erwachsene und zwei Drittel aller Kinder auf die Therapie an. Dies schlägt sich auch in einem gedrosselten Verbrauch an Kortisonpräparaten nieder. Erste Erfolge treten allerdings erst nach drei Monaten auf. Durchhalten ist also angesagt.

■ Milchsäurebakterien für eine gesunde Darmflora

Sauerkraut macht nicht nur lustig

In Schweden machten Forscher eine ungewöhnliche Beobachtung. Sie verglichen Kinder, die nach anthroposophischen Vorstellungen lebten, mit einer Kontrollgruppe und fanden große Unterschiede. In der Vergleichsgruppe litten 25 Prozent der Kinder an allergischen Erkrankungen, bei den anthroposophischen Kindern waren nur 13 Prozent betroffen.

Bei der Suche nach den Gründen stießen die Forscher auf die Ernährung. Anthroposophen essen nur vollwertige, möglichst unverarbeitete und biologisch angebaute Lebensmittel. Besonders auffallend erschien den Wissenschaftlern der häufige Verzehr von fermentiertem Gemüse. In den anthroposophischen Familien verzehrten 63 Prozent regelmäßig Sauerkraut und Co., in der Vergleichsgruppe waren es nur 4,5 Prozent.

Die Forscher nahmen schließlich an, dass im Gemüse lebende Milchsäurebakterien für den gesundheitlichen Effekt verantwortlich waren.

Ernährungswissenschaftler empfehlen Neurodemitikern deshalb, sauer vergorenes Gemüse wieder öfter auf den Tisch zu bringen. Wichtig ist, dass die Milchsäurebakterien lebendig sind, deshalb darf das Gemüse nicht gekocht sein. Sauerkraut sollte zum Beispiel beim Metzger oder im Bioladen frisch und nicht in der Dose gekauft werden – da ist es meist vorgekocht. Das gilt für anderes milchsaures Gemüse natürlich genauso.

Achtung: Menschen, die auf Histamin pseudo-allergisch reagieren, sollten milchsaures Gemüse meiden.

Im Folgenden haben wir einige delikate Sauerkrautrezepte zusammengestellt – natürlich allesamt kalt zubereitet.
Wer Lust hat, auch das Sauerkraut selbst herzustellen, dem empfehlen wir mit probiotischen Milchsäurebakterien zu arbeiten. Diese sind noch wirksamer als ihre herkömmlichen „Verwandten" (siehe *Seite 59*).

Curry-Sauerkraut-Salat mit Ananas und Äpfeln

(4 Portionen)

700 g	frisches Sauerkraut
1 kleine	Dose Ananas in Stücken
2	Äpfel
3 – 4 TL	Curry
	Salz, Pfeffer, etwas Zucker und Zitronensaft
	Essig und Öl

Das Sauerkraut in eine Schüssel geben. Die Äpfel in Stifte schneiden und zum Sauerkraut geben. Die Ananasstücke mit dem Saft sowie den Curry hinzugeben.
Nun nach Belieben mit Salz, Pfeffer, Zucker und Zitronensaft würzen und gut durchmischen. Mit Essig und Öl verfeinern und noch einmal gut umrühren.

Kalte Sauerkraut-Tomaten-Suppe mit Kresse

(4 Teller)

750 ml	Tomatensaft
300 g	frisches Sauerkraut
1 Becher	Kresse
	Salz, Pfeffer, etwas Zucker
evtl. 1	Spritzer Tabascosauce
	etwas Schlagsahne

Das Sauerkraut mit einem scharfen Messer klein schneiden. Den Tomatensaft in eine Schüssel geben und das Sauerkraut dazugeben. Mit Salz, Pfeffer und etwas Zucker würzen. Nach Belieben mit Tabascosauce würzen. Die gekühlte Suppe mit Sahnehäubchen und Kresse garnieren.

Einfacher Sauerkraut-Karotten-Drink

150 ml	Sauerkrautsaft (gibt's in Reformhäusern & Bioläden)
100 ml	Karottensaft
Saft	einer halben Zitrone
ein Schuss	Sahne

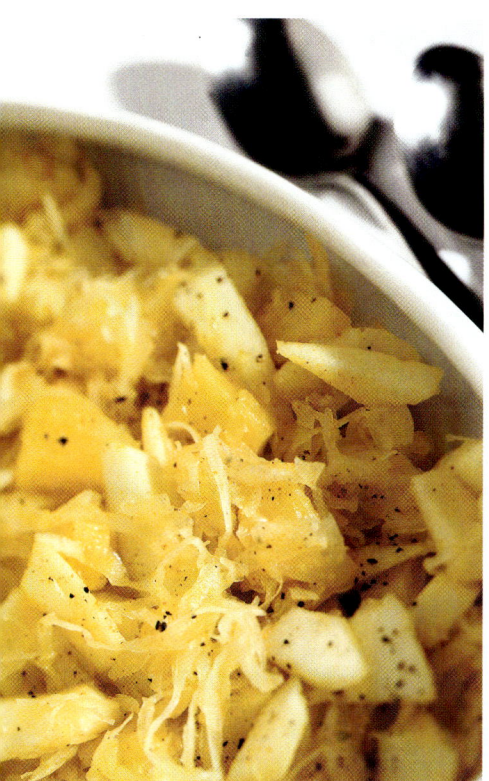

Curry-Sauerkraut-Salat

Sauerkraut-, Zitronen- und Karottensaft vermischen und etwas Sahne einrühren. Die Sahne kann natürlich weggelassen werden, verfeinert den Geschmack jedoch sehr.

Sauerkraut-Karotten-Drink mit frischem Sauerkraut

80 g	frisches Sauerkraut
150 ml	Karottensaft
Saft	einer halben Zitrone
	etwas Sahne

Verarbeiten Sie das Sauerkraut mit dem Karotten- und dem Zitronensaft sowie der Sahne in einem Mixer zu einem herzhaften Drink.

■ Geheimtipp: Flüssiges Brot

Aus Brot lässt sich ebenfalls ein milchsauer vergorenes Getränk herstellen, das hierzulande in Reformhäusern und Bioläden erhältlich ist. Dem Brotgetränk werden heilende Eigenschaften, beispielsweise bei Verstopfung, Darmbeschwerden und Erkältung, bescheinigt. Und immer mehr Neurodermitiker schwören, neben der darmsanierenden Wirkung, auf äußerliche Anwendungen. Sowohl als Abreibung für den gesamten Körper als auch als Badezusatz (700 Milliliter pro Vollbad) leistet der Brottrunk gute Dienste.
Wer die Geduld hat, kann das Brotgetränk selber herstellen. In vielen russischen Familien wird der Durstlöscher heute noch

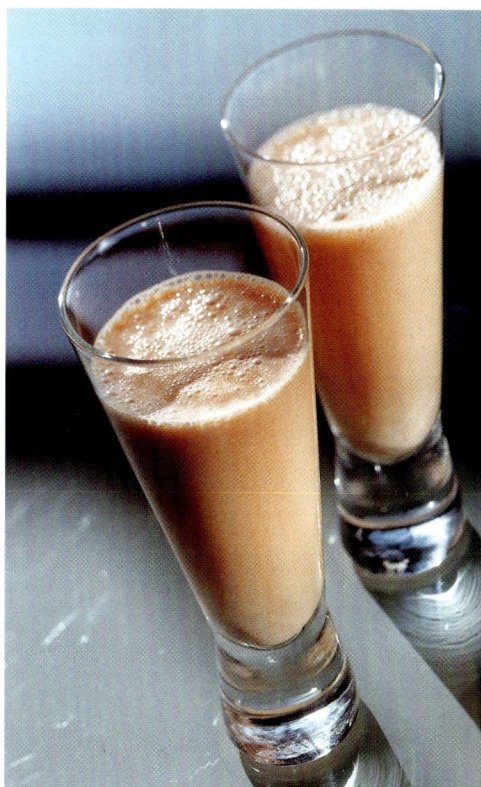

Sauerkraut-Karotten-Drink

zubereitet, allerdings mit einem nicht unwesentlichen Alkoholanteil. Wem der Geschmack zu säuerlich ist, kann ruhig mit unseren zuckerfreien Fruchtsaftkonzentraten Frusip's und mit Mineralwasser mischen.
Bäckermeister Willi Bahde aus Hamburg hat der hobbythek seine wohlgehütete Rezeptur verraten.

Im Umgang mit Mikroorganismen und Lebensmitteln ist immer eine besondere Hygiene erforderlich. Deshalb müssen sämtliche Utensilien, wie zum Beispiel Gefäße, vor dem Gebrauch mit kochendem Wasser entkeimt werden. Das nachstehend genannte Sauerteigbrot sollte ohne Hefe aus Vollkorn gebacken sein, einen Roggenanteil von etwa 70 Prozent besitzen und aus hygienischen Gründen nicht aufgeschnitten sein.

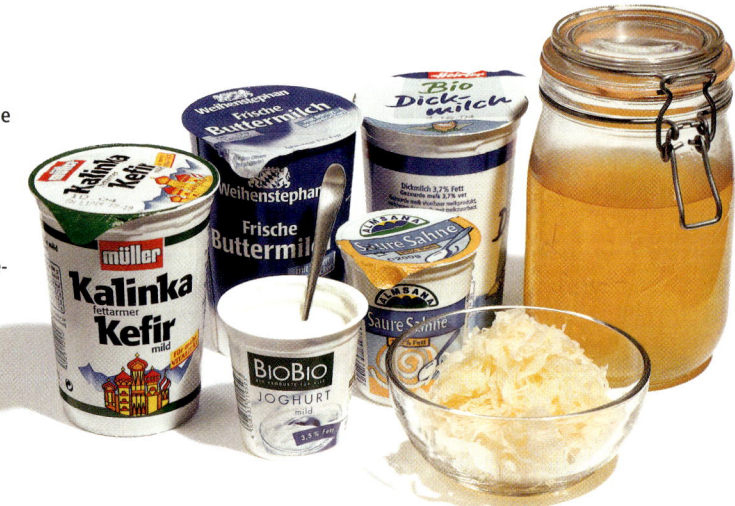

Bei Milchsäurebakterien auf Vielfalt setzen. Verschiedene Produkte enthalten unterschiedliche Bakterienstämme, diese können den Darm optimal besiedeln.

Brotgetränk à la Willi Bahde	
1	Sauerteigbrot
1 l	Mineralwasser ohne Kohlensäure
3	ungeschwefelte Rosinen
1 g	Honig

170 Gramm Brot werden in haselnussgroße Stücke zerkleinert und in ein Zwei-Liter-Einmachglas gegeben. Auf die Brotkruste sollte dabei, ebenfalls um der

Hygiene willen, verzichtet werden. Hinzugegeben werden Rosinen, Honig und das zimmertemperierte Wasser. Nicht umrühren. Das Gefäß wird mittels Gummidichtung luftdicht verschlossen, kurz geschwenkt und bei Raumtemperatur in einem dunklen Raum gelagert. Wichtig ist,

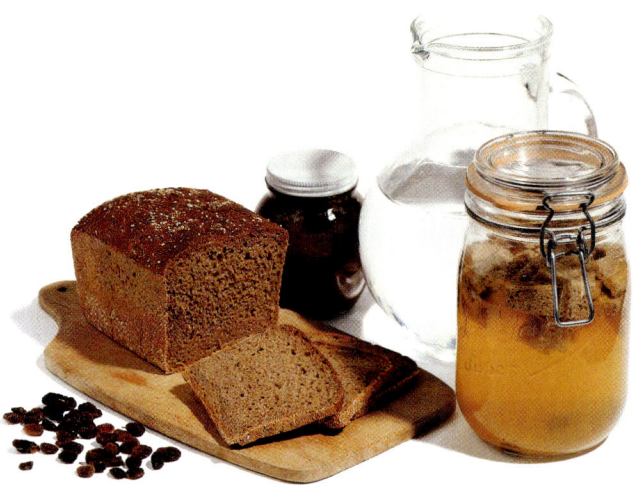

Acht Wochen dauert es, bis aus diesen Zutaten ein ungewöhnliches Gesundheitsgetränk gebraut ist.

dass Sie einmal pro Woche das Glas schwenken und den Deckel kurzzeitig einen Spalt öffnen. Dadurch kann etwas Kohlensäure entweichen, wodurch außerdem unerwünschter Sauerstoff aus dem Glas gedrückt wird.

Im Mehl, und damit im Brot, befinden sich von Natur aus milchsäurebildende Bakterien. Die Brotstärke, der Honig und die Rosinen sind die Nahrung der Milchsäurebakterien und setzen den Gärprozess in Gang. Die Stoffwechselprodukte der Bakterien sind unter anderem Milchsäure und Kohlensäure.

Sollte sich an der Oberfläche eine weiße Schicht bilden, so ist dies kein Grund zur Beunruhigung, sondern vielmehr ein Hinweis darauf, dass viel Sauerstoff ins Glas gelangt ist. Diese so genannte Kahmhefe lässt sich einfach mit einem Löffel abschöpfen. Ist die Schicht auf der Oberfläche hingegen nicht weiß, sondern grünlich oder bläulich, dann handelt es sich um schädlichen Schimmel. In der Regel riecht der Glasinhalt muffig und sollte unbedingt weggeschüttet werden, da offenbar Fäulnisbakterien ins Glas gelangt sind.

Nach acht Wochen Gärzeit ist das Brotgetränk fertig. Die Brotstücke sind auf den Boden gesunken und können durch ein Sieb gefiltert werden. Das Getränk wird in eine Flasche mit luftdichtem Bügelverschluss (Milchflasche) abgefüllt. Zwei Rosinen bewirken eine leichte Nachgärung. Im Kühlschrank hält sich das Getränk mehrere Wochen, wobei die angebrochene Flasche nach drei Tagen aufgebraucht werden sollte.

■ Probiotische Milchsäurebakterien: Stars unter den Mikroben

Wissenschaftler nehmen an, dass probiotische Milchsäurebakterien

- ■ das Immunsystem verbessern und die Abwehrkräfte stärken,
- ■ Allergene daran hindern, durch die Darmschleimhaut in den Körper einzudringen,
- ■ Infektionen im Darm und in der Vagina vorbeugen,
- ■ eine Entstehung von Dickdarmkrebs hemmen,
- ■ möglichweise auch gegen Verstopfung und
- ■ einen hohen Cholesterinspiegel helfen.

Schon Anfang des letzten Jahrhunderts haben Forscher, allen voran der russische Bakteriologe Ilja Metschnikoff, herausge-

funden, dass fermentierte Milchsäurebakterien besondere gesundheitliche Wirkungen haben. So beobachteten sie zum Beispiel, dass Durchfallerkrankungen bei Kindern damit schneller in den Griff zu kriegen sind. Metschnikoff wies nach, dass diese Bakterien besonders robust sind und deshalb den strapaziösen Weg durch Magen und Darm lebendig überstehen. Solche Milchsäurebakterien bekamen später den Beinamen „probiotisch", abgeleitet von „pro bios" , was so viel wie „für das Leben" bedeutet. Metschnikoff erhielt im Jahr 1908 einen Nobelpreis für seine Arbeit.

Probiotische Bakterien siedeln sich in der Darmflora an und bekämpfen dadurch fäulnis- oder krankheitserregende Keime auf sanfte Weise. Sie nehmen ihnen einfach den Platz in der Darmschleimhaut weg. Neurodermitiker profitieren besonders, denn ihre Darmschleimhaut ist von Natur aus durchlässiger als bei gesunden Menschen. Krankheitserreger und Allergene können deshalb leichter in den Körper eindringen. Durch ihre Besiedlung scheinen probiotische Milchsäurebakterien dies zu blockieren.

Gestützt wird diese Annahme durch eine Studie an schwangeren Frauen. Finnische Forscher verabreichten ihnen zwei Wochen vor der Geburt Kapseln mit einem besonders gut untersuchten Milchsäurebakterium, dem Lactobazillus GG. Die Säuglinge bekamen ihn sechs Monate lang über die Muttermilch oder die Nahrung verabreicht.

Nach zwei Jahren zeigten nur 23 Prozent der erblich belasteten Kinder ein atopisches Ekzem. In der Kontrollgruppe waren es doppelt so viele. Mittlerweile sind Präparate mit diesen probiotischen Bakterien im Handel. Kritische Wissenschaftler warnen allerdings davor und argumentieren, dass diese und andere Studien nicht gesichert seien und dass es bei Ungeborenen sogar zu Schäden kommen könne. Langzeituntersuchungen werden demnächst eindeutige Ergebnisse liefern.

Eine „natürlichere" Alternative

Probiotische Bakterien sind vielen ganz gewöhnlichen Speisen, vor allem Milchprodukten, zugesetzt. Professor Heinrich Kasper, renommierter Ernährungsmediziner der Universität Würzburg, empfiehlt Neurodermitikern, täglich 150 Gramm eines entsprechenden Joghurts zu verzehren. Dadurch werden mehrere 100 Millionen Milchsäurebakterien aufgenommen. Wer nicht gerade auf diese Milchprodukte allergisch reagiert, kann dies ganz sicher auch bedenkenlos tun. Professor Heinrich Kasper vertritt die Ansicht, dass diese Menge an Milchsäurebakterien der Neurodermitis vorbeugt und sogar ein Heilungseffekt erzielt werden kann. Joghurts sind nicht teuer und grundsätzlich sehr gesund. Wir meinen, es ist einen Versuch wert. Probiotische Bakterien können sich nicht dauerhaft im Darm ansiedeln. Deshalb ist es wichtig, sie täglich neu aufzunehmen. Übrigens ist der Begriff „probiotisch" in Deutschland geschützt, und nur Bakterien, die den hohen Anforderungen entsprechen, dürfen diesen Namen tragen.

■ Probiotische Joghurt und Co. selbst gemacht

Probiotische Milchprodukte lassen sich leicht selbst herstellen. Entscheidend sind natürlich die Kulturen. Die hobbythek hat dafür schon vor vielen Jahren LaBiDa und ProBiDa entwickelt. Sie können diese Kulturen in vielen Geschäften kaufen, die die Zutaten der hobbythek führen (siehe Seite 91).

LaBiDa eignet sich zur Herstellung von Joghurts mit cremiger und lockerer Konsistenz. „La" steht für das Bakterium *Lactobacillus acidophilus*. „Bi" steht für *Bifidobacterium lactis*. Das Kürzel „Da" steht für Darm, dem die probiotische

Joghurtkultur schließlich zugute kommen soll. ProBiDa ist für die Quark- und Käseherstellung entwickelt worden. In dieser Säuerungskultur sind die mesophilen Keime – Bakterien, die mittlere Temperaturen lieben – *Lactococcus lactis* sowie *Leuconostoc cremoris* enthalten.

Unsere selbst gemachten Joghurts und Quarks schmecken pur wunderbar. Sie können sie aber natürlich auch durch mannigfaltige Zutaten, zum Beispiel unseren zuckerfreien Fruchtkonzentraten Frusip's, verfeinern. Zur Herstellung, die wirklich kinderleicht ist, sind spezielle Joghurtbereiter besonders geeignet, da sie die Betriebstemperaturen konstant halten.

Joghurt-Grundrezept
1 l H-Milch
1 kl. Msp. LaBiDa

Die Milch auf Körpertemperatur (36 bis 40 °C) erwärmen. Dann sofort der sterilen Milch mit einer Messerspitze LaBiDa-Kultur, Leben einimpfen. Am besten die Kultur zunächst mit einer kleinen Menge Milch (ca. zwei Finger hoch) im Topf des Joghurtbereiters verrühren.

Die restliche Milch zuschütten und noch einmal rühren. Jetzt den Joghurtbereiter einschalten und 14 Stunden bei 38 bis 40 °C fermentieren.

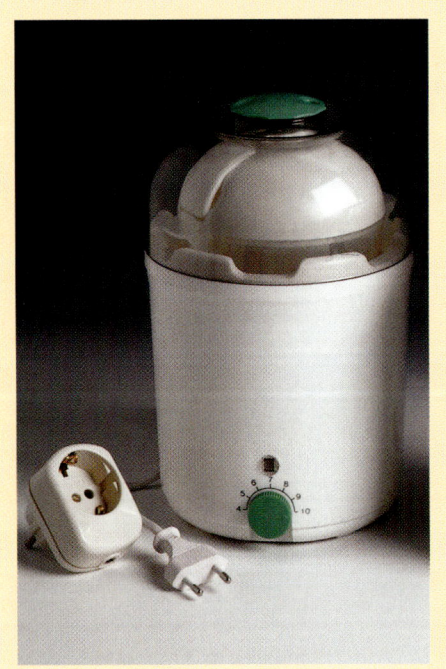

Zur Herstellung von Milchprodukten lohnt sich die Anschaffung spezieller Joghurt-Bereiter. Diese so genannten Einkammergeräte fassen genau einen Liter Milch und halten die erforderlichen Temperaturen zur *Joghurtherstellung*, also 38 bis 40 °C, konstant.

Da diese Temperaturen zur Herstellung von *Quark* und *Dickmilch* zu hoch sind, muss hier auf ein kleines Zusatzgerät zurückgegriffen werden. Die hobbythek hat die Konstruktion eines preiswerten *Zwischensteckers* (siehe Bezugsquellen) angeregt. Dieser drosselt die Temperatur auf die gewünschten 28 bis 30 °C mittels eines integrierten Widerstands. Professionelle Quarkmaschinen eines japanischen Herstellers werden leider nicht mehr produziert.

Bleibt noch das Problem mit der Zeit: LaBiDa und ProBiDa benötigen 14 bzw. 16 Stunden zum Fermentieren. Da der Regler der Joghurtbereiter auf maximal zehn Stunden ausgelegt ist, muss man sich mit einem Trick behelfen. Zunächst die Höchstdauer, also zehn Stunden, vorwählen. Nach vier bzw. sechs Stunden den Stecker für ein paar Sekunden aus der Steckdose ziehen und dann erneut einstöpseln. Jetzt beginnt die Uhr wieder von vorne zu laufen. Auf diese Weise erreicht man die nötige Zeit.

Ein Widerstand zwischen Steckdose und Stecker drosselt die Stromzufuhr und damit die Betriebstemperatur zur Quarkbereitung.

Quark-Grundrezept

1 l	H-Milch
1 Msp.	ProBiDa
½	Labtablette

Mischung aus Milch und Bakterien in die Quarkmaschine geben und bei 28 bis 30 °C vier Stunden ansäuern lassen. Die halbe Labtablette in einem Löffel Wasser lösen und zugeben. Lab ist ein Ferment, das aus dem so genannten Labmagen von Kälbern gewonnen wird und Milch sofort gerinnen lässt. Nach wenigen Minuten umrühren und 16 Stunden bei gleichbleibender Temperatur (28 bis 30 °C) fermentieren lassen. Den fertigen Quark in ein Sieb mit ausgelegtem Leinentuch geben und die Molke ein paar Stunden abtropfen lassen.

Dickmilch-Grundrezept

1 l	H-Milch
1 Msp.	ProBiDa

ProBiDa in die zimmerwarme Milch geben und bei 28 bis 30 °C zehn bis 14 Stunden in der Quarkmaschine oder auf der Heizung stehen lassen. Fertig.

Probiotisches Sauerkraut

(Für ein 2-Liter-Glas)

1	Weißkohl (ca. 2 kg)
20 g	Salz
1 TL	Zucker
50 ml	Wasser
1 Msp.	ProBiDa

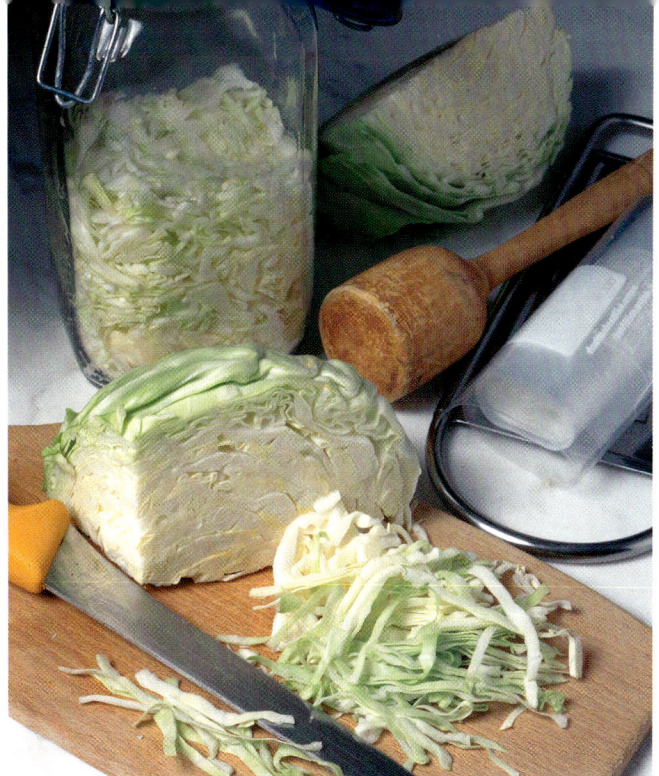

Es empfiehlt sich, das Sauerkraut roh zu essen, da hier die ProBiDa-Bakterien lebendig bleiben.

Die äußeren welken Blätter vom Weißkohl entfernen, dann den Kohl vierteln und den Strunk entfernen. Die Weißkohlstücke hobeln und in einem Eimer 20 Minuten wässern. Dann das Wasser abgießen, Salz einarbeiten und 15 Minuten durchziehen lassen. Den Zucker in 50 Milliliter Wasser lösen, dann die Messerspitze der ProBiDa-Kultur dazugeben, etwa 20 Minuten stehen lassen und umrühren.

In das ausgekochte Zwei-Liter-Einmachgefäß den Weißkohl schichtweise stampfen. Dazu eignet sich besonders gut ein kleiner Holzstampfer oder ein Holzlöffel. Schon jetzt tritt Zellflüssigkeit aus. Zusätzlich wird auf die einzelnen Schichten tropfenweise die in der Zuckerlösung angerührte, probiotische Kultur hinzugegeben.

Mit einer *wassergefüllten Plastiktüte* wird das Gefäß verschlossen. Diese drückt das Kraut nach unten, das bald mit Saft bedeckt ist und das entstehende Kohlendioxid entweichen lässt. Umgekehrt können der Sauerstoff aus der Luft sowie Fäulnisbakterien nicht eindringen.

Das Glas wird nun am besten in den Keller gestellt, als günstig hat sich eine Temperatur von ca. 15 °C erwiesen, halbdunkle Lichtverhältnisse sind ideal. Nach ca. drei Wochen schmeckt das Sauerkraut bereits herrlich aromatisch-sauer, zunächst ist es noch bissfest, mit zunehmender Fermentationszeit wird es immer weicher.

NAHRUNGSMITTELALLERGIEN

Echte Nahrungsmittelallergien sind selten. Schätzungsweise nur etwa zwei Prozent aller Deutschen sind davon betroffen. Reagiert man auf Nahrungsmittelzusatzstoffe wie Farbstoffe, Konservierungsmittel oder Geschmacksverstärker, handelt es sich dagegen meist nicht um echte, sondern um Pseudo-Allergien. Die Symptome sind jedoch häufig die gleichen. Verschiedene Nahrungsmittel können Auslöser von Krankheitssymptomen sein.

Der eindeutige Nachweis einer Nahrungsmittelallergie ist deshalb oft äußerst schwierig und wird von so manchem Experten als die „hohe Kunst" der Allergologie bezeichnet. Hinzu kommt, dass die Beschwerden oft diffus sind. Außerdem sind viele Nahrungsmittelallergene instabil – für Allergietests stehen deshalb relativ wenig zuverlässige Allergenextrakte zur Verfügung.

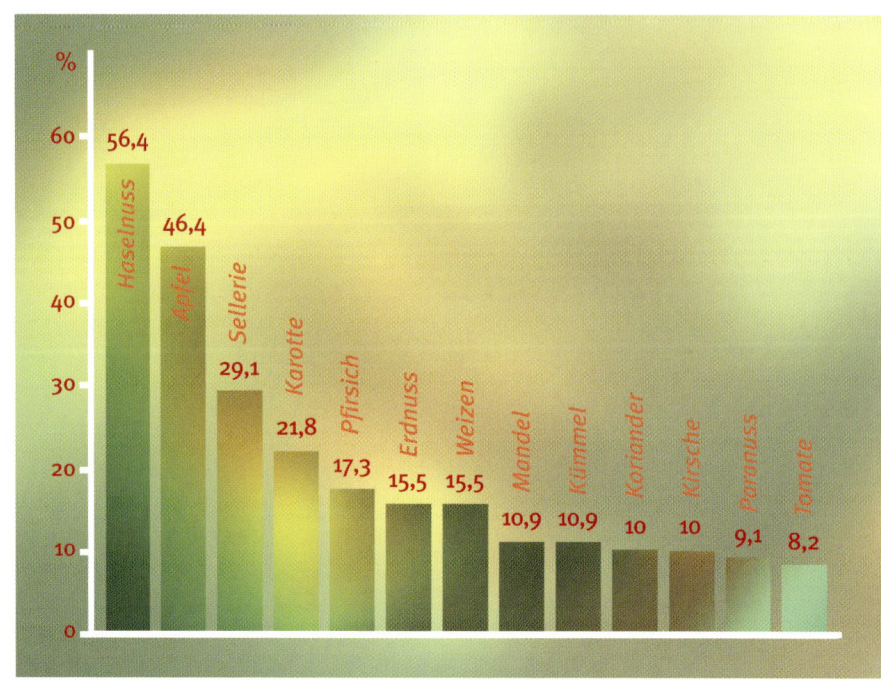

Häufigste Ursachen für allergische Reaktionen in der Mundhöhle (orales Allergie-Syndrom).

■ Vom Magengrummeln bis zum lebensbedrohlichen Schock

Bauchschmerzen, Übelkeit und Erbrechen, Blähungen oder Durchfälle – dies sind häufige Symptome, wenn Magen oder Darm direkt allergisch reagieren. Gelangen die Allergene über den Darm in den restlichen Körper, können Beschwerden auftreten, die mit Magen und Darm wenig zu tun haben und von den Betroffenen deshalb lange Zeit nicht mit einer Nahrungsmittelallergie in Verbindung gebracht werden. Dazu gehören Juckreiz oder Quaddelsucht, Schnupfen, Asthmaanfälle oder Kreislaufbeschwerden bis zum tödlichen anaphylaktischen Schock (siehe *Seite 86*). Neuro-

dermitis kann sich durch die Aufnahme bestimmter Nahrungsmittel verstärken und sogar Migräne kann durch eine Nahrungsmittelallergie ausgelöst werden.

Durch die Speiseröhre gelangen Nahrungsmittel zunächst in den Magen, dann in den Darm. Beide Organe sind mit einer Schleimhaut ausgekleidet. Sobald Allergene hier ankommen, können sie allergische Typ-I-Reaktionen auslösen. Je tiefer der Abschnitt des Magen-Darm-Kanals liegt, der Probleme bereitet, desto länger

kann es dauern, bis allergische Symptome auftreten. Sechs bis acht Stunden Verzögerung zwischen Nahrungsaufnahme und Beginn der Beschwerden sind keine Seltenheit. Auch dies erschwert natürlich eine eindeutige Diagnose. Generell gilt: Allergene, die man selten zu sich nimmt, verursachen in der Regel akute Beschwerden, Grundnahrungsmittel dagegen chronische. Kleinkinder, die an einer Nahrungsmittelallergie leiden, haben gute Chancen, dass dies nur vorübergehend der Fall ist. Erwachsene müssen damit rechnen, dass sie ein Leben lang davon betroffen sind.

Häufigste Ursachen von Nahrungsmittelallergien

Nahrungsmittel	Erwachsene	Kinder
Früchte	35	8
Nüsse	23	5
Gewürze	18	–
Fische, Meeresfrüchte	10	5
Getreidemehle	7	4
Kuhmilch	7	70
Hühnerei	4	40

(alle Angaben in Prozent)

Nahrungsmittel und Gentechnik: mögliche Gefahren für Allergiker

Gentechnische Veränderungen erhöhen nicht automatisch das allergene Potenzial eines Lebensmittels. Werden aber beispielsweise Gene der Paranuss auf Sojapflanzen übertragen, um den Nährwert von Sojaprodukten zu verbessern, müssen Menschen, die gegen Paranüsse allergisch sind, plötzlich unter Umständen auch Sojaprodukte meiden. Gefährlich kann es werden, wenn solche Zusammenhänge nicht bekannt sind. Aber auch sonst muss noch gründlich erforscht werden, welche Folgen ein Gentransfer generell auf die „normalen" Bestandteile einer Pflanze hat. Theoretisch wäre es übrigens auch möglich, Pflanzen gentechnisch so zu verändern, dass sie wichtige Allergene nicht mehr enthalten und deshalb besser vertragen werden.

Orales Allergie-Syndrom und Kreuzallergien

Wenn sofort nach dem Biss in einen Apfel die Lippen brennen oder pelzig werden, wenn sogar Rachen und Kehlkopf so stark anschwellen, dass das Schlucken und Atmen schwer fällt, dann sprechen Ärzte vom „oralen Allergie-Syndrom". Es tritt meist im Zusammenhang mit einer weiteren Allergie auf – im Fall von Apfel besteht häufig eine so genannte Kreuzreaktion mit Birke. Etwa vier bis fünf Millionen Deutsche, die Heuschnupfen haben, leiden an Kreuzreaktionen mit Nahrungsmitteln. Meist tritt erst die Pollen-, dann die Nahrungsmittelallergie auf. Die Wechselwirkung zwischen beiden erscheint manchmal ziemlich mysteriös. So hat sich beispielsweise schon so mancher Heuschnupfengeplagte gewundert, warum er plötzlich symptomfrei ist, seit er auf Milchprodukte

verzichtet. Und eine Apfelallergie kann unter Umständen durch eine Hyposensibilisierung mit Birkenpollenextrakt günstig beeinflusst werden.

Häufige Nahrungsmittelallergene

Wer sich „normal" ernährt, nimmt an einem einzigen Tag über 100 Stoffe auf, die potenziell Allergien auslösen können. Was tatsächlich Symptome verursacht, hängt auch vom Lebensalter ab.

Kritisch ist bei Lebensmittelallergien oft die Tatsache, dass vor allem in Fertigprodukten viele Zutaten undeklariert verarbeitet werden, unter anderem Nüsse, Sellerie oder andere Gewürze. Und wer beispielsweise auf Milch allergisch reagiert, muss nicht nur gängige Milchprodukte meiden, sondern im Zweifelsfall auch viele Lebensmittel, bei denen man auf Anhieb kaum vermuten würde, dass sie Milch oder

Milchbestandteile enthalten wie Wurstwaren, fertig paniertes Fleisch, fertige Saucen, Toastbrot, Karamellbonbons oder Ketchup. Auch Erdnüsse oder Erdnussöl sind in vielen Speisen enthalten, von denen man dies nicht gleich annehmen würde. Besonders tückisch ist in diesem Fall, dass geringste Mengen – nur zwei Milligramm Erdnussproteine – ausreichen können, um lebensbedrohliche Kreislaufreaktionen hervorzurufen. Bei Haselnüssen oder Milch müssen es schon Mengen im Grammbereich sein, bevor sich allergische Symptome zeigen.

All dies führt dazu, dass ein Restaurantbesuch für Lebensmittelallergiker geradezu gefährlich werden kann, insbesondere, wenn der Koch Fragen nach den Zutaten eines Gerichts nicht ernst nimmt oder selbst nicht genau weiß, was er seinen Gästen vorsetzt, weil er – ganz oder teilweise – Fertigprodukte verwendet.

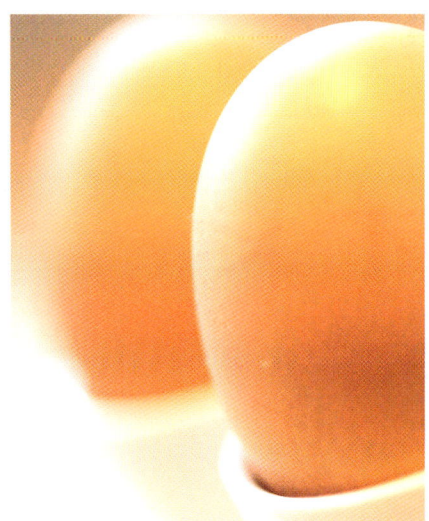

Während bei Säuglingen und Kleinkindern vor allem tierische Eiweiße (Kuhmilch und Hühnerei) eine große Rolle spielen, ist das Spektrum der Nahrungsmittelallergene bei Erwachsenen wesentlich breiter.

Menschen, die unter schweren Lebensmittelallergien leiden, sollten deshalb stets Notfallmedikamente dabei haben.

■ Allergieauslöser meiden!

Im Vergleich zu anderen Allergieformen, werden Lebensmittelallergien weniger häufig mit Medikamenten therapiert. Und die einzig wirklich effektive Behandlung ist, die Allergene zu meiden. Notwendige Voraussetzung ist, dass der Betroffene genau weiß, auf was er allergisch reagiert. Bis dies der Fall ist, können Monate voller akribischer Detektivarbeit vergehen – ein Allergietagebuch, in das alle verzehrten Speisen und Getränke eingetragen werden, kann hier äußerst hilfreich sein. Jedenfalls sollte man sich nicht auf Vermutungen und dubiose Diätempfehlungen verlassen.

Wenn man Glück hat, können Magen und Darm geringe Mengen der Allergie auslösenden Nahrungsmittel ohne Probleme verarbeiten – strikte Enthaltsamkeit ist dann nicht unbedingt nötig. Allerdings kann es sein, dass körperliche Belastung oder ein paar Gläser Wein oder Bier ausreichen, um die Schwelle, unterhalb der normalerweise keine Symptome auftreten, merklich zu senken.

Bei leichten Nahrungsmittelallergien können Antihistaminika Symptome wie Juckreiz, das Anschwellen der Lippen oder Nesselsucht verhindern. Wer einen so genannten anaphylaktischen Schock fürchten muss, sollte sich vom Arzt ein Adrenalinpräparat verschreiben lassen und es ständig mit sich führen. Wer an einer lebensbedrohlichen Allergie leidet sollte außerdem einen Allergiepass oder ein SOS-Armband oder -Halskette mit allen nötigen Informationen bei sich tragen.

Heilsame Auswege

LEBENSFREUDE NUTZEN

Allergien sind Ausnahmesituationen, die viel Energie kosten. Sie belasten nicht nur den Körper, sondern auch die Stimmung aller Beteiligten. Besonders bei kranken Kindern: Sie benötigen ein hohes Maß an Zuwendung und Toleranz von der gesamten Familie. Kurzfristig lässt sich so eine Krankheitsphase leicht überbrücken. Aber die meisten allergischen Erkrankungen sind chronisch und werden ungewollt zum Bestandteil des täglichen Lebens. Was im akuten Fall sinnvoll ist, kann dem Kind und seiner Familie schaden, wenn die Krankheit andauert. Schonen Sie Ihr krankes Kind und halten Sie es von jeder Anforderung fern, ist das sicherlich gut gemeint und verständlich. Aber dem Kind vermittelt sich unbewusst der Eindruck: „Ich bin nichts wert, weil ich krank bin" und „Mir wird nichts zugetraut" – eine Haltung, die das

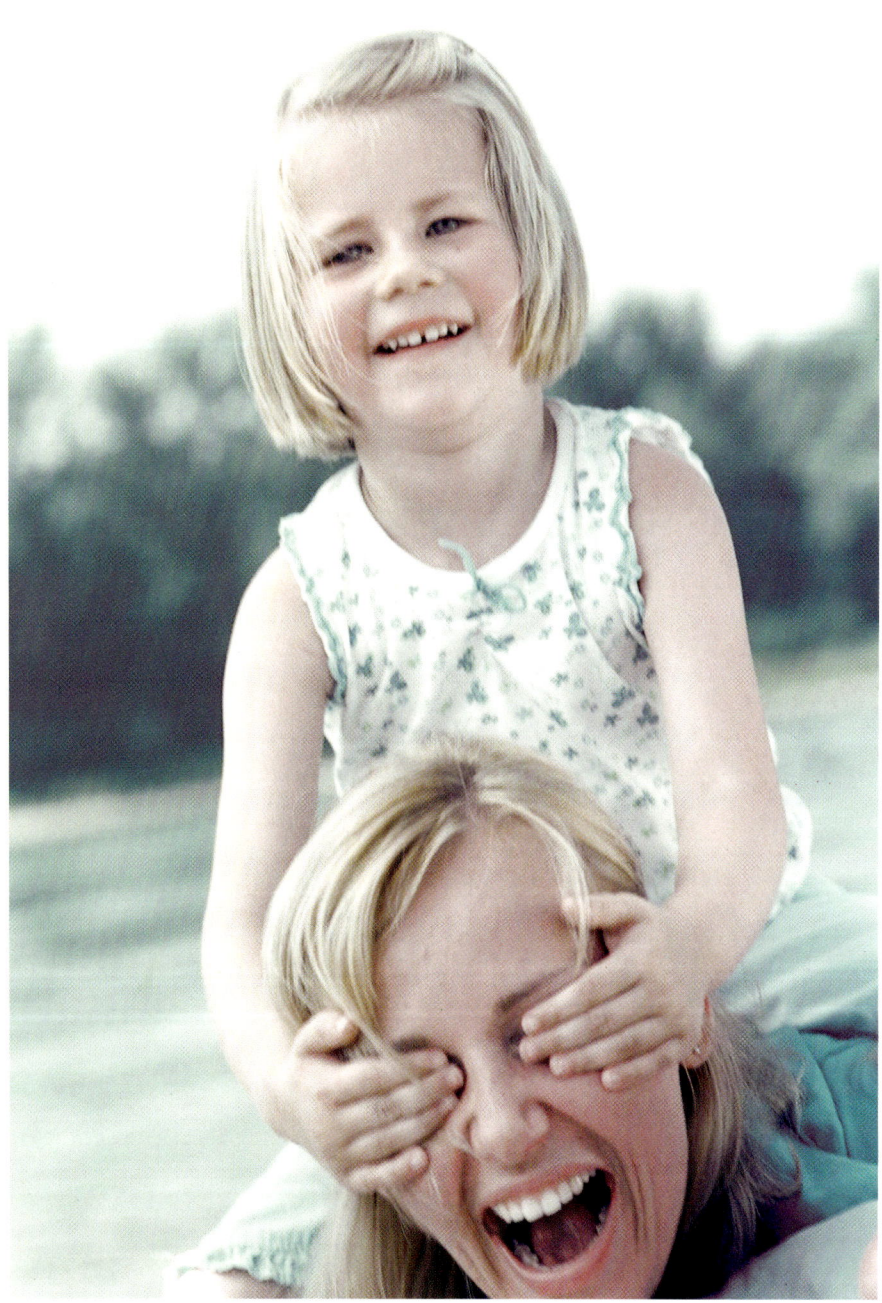

sowieso nicht bärenstarke Selbstvertrauen kranker Kinder zusätzlich erschüttern kann. Das wiederum wirkt sich ungünstig auf die Allergie aus. Durch Ergebnisse eines relativ neuen Forschungszweiges, der *Psychoneuroimmunologie,* wird dieser Zusammenhang von Stimmung und Abwehrsystem bestätigt: Beide beeinflussen sich gegenseitig. Deshalb ist das Vertrauen in die eigenen Kräfte eine wichtige Voraussetzung, um gesünder zu werden und langfristig mit der chronischen Krankheit leben zu lernen.

Wer nicht ständig an seine Allergie denkt, erhält sich ein gesundes Lebensgefühl. Betroffene, die aus Angst vor Pollenflug das Haus nur noch selten verlassen, sind zwar vernünftig, aber sicher nicht lebensfroh. Im Endeffekt hilft es überhaupt nicht, wenn sich jeder Schritt nur noch an der Allergie orientiert. So wird der Krankheit mehr Macht eingeräumt als nötig. Das dürfen Sie nicht zulassen! Der beste und heilsamste Ausweg aus dem Leiden an einer chronischen Allergie besteht darin, das alltägliche Leben so gut es geht wieder aufzunehmen – und mit Lebensfreude der Allergie zu trotzen.

■ Auch Eltern haben Bedürfnisse

Für Außenstehende ist es kaum vorstellbar, mit wie viel Leid chronische Allergien verbunden sind. Schon für die einfachsten Un-

Auch bei chronischen Erkrankungen sollte man dafür Sorge tragen, dass die Kindheit – soweit es die Krankheit erlaubt – so „normal" wie möglich verläuft.

ternehmungen müssen Allergiker ein hohes Risiko in Kauf nehmen: Asthmatiker können nicht einfach unbeschwert um die Wette rennen und ein Kind mit Neurodermitis buddelt nicht mal eben so im Sand herum. Jede Berührung kann zum Problem für die Haut werden. Deshalb ist es verständlich, dass sich die betroffenen Eltern häufig grämen: „Warum gerade unser Kind?", „Welche Fehler habe ich gemacht?". Aber Schuldgefühle helfen niemandem weiter. Im Gegenteil: Sie führen zu übertriebener Zuwendung einerseits und plötzlichen Wutausbrüchen andererseits; beides kann das Kind nicht richtig verstehen. Respekt vor den eigenen Grenzen und ein ehrlicher Umgang der Eltern mit ihren Kindern sind wichtige Schritte aus dem Teufelskreis von Stress, Krankheitsschub und dadurch noch mehr Stress. Trauen Sie sich als Eltern, Ihre eigenen Gefühle in kindgerechter Form auch mal auszusprechen. Zum Beispiel: „Ich brauche jetzt eine Pause, um wieder gute Laune zu bekommen." Meist kommen so vorgetragene Bedürfnisse gut an. Denn Kinder verstehen enorm viel, aber keine doppelten Botschaften, beispielsweise wenn Sie lachen, obwohl Ihnen zum Heulen zu Mute ist.

■ Aktiv krank sein – Verantwortung mit tragen

Menschen, die chronisch von Allergien betroffen sind, neigen dazu, alles auszuprobieren, was ihnen Hilfe verspricht. Von jeder neuen Methode erhoffen sie die Heilung, nur nicht von sich selbst. Diese Haltung „ich kann mir nicht helfen" macht aber von anderen abhängig und führt auf Dauer nur zu Enttäuschungen. Leichter ist

es dagegen, wenn man sich Schritt für Schritt zum aktiven „Manager" seiner Krankheit macht. Dann werden auch die medizinisch wichtigen Entscheidungen gemeinsam mit dem behandelnden Arzt getroffen. Scheuen Sie sich nicht, Ihr Recht auf Mitsprache einzufordern. Wenn das immer wieder auf Ablehnung stößt, kann es sein, dass Sie den Arzt wechseln müssen. Zu einer gemeinsamen Entscheidung gehört übrigens auch, dass Sie unbequeme Gefühle aussprechen. Zum Beispiel, wenn Sie ein bestimmtes Medikament – ohne vernünftigen Grund – innerlich ablehnen. Offen das Problem zu diskutieren ist besser, als die verschriebenen Tabletten nicht zu nehmen oder zu vergessen. Denn ein großer Teil der Misserfolge von Behandlungen ist nachgewiesenermaßen auf die so genannte „Non-Compliance" der Patienten, also das eigenmächtige „Nicht-Befolgen" von Verordnungen zurückzuführen, auch bei Allergien.

Bei Kindern ist es besonders wichtig, rechtzeitig auf das *aktive Kranksein* hinzuarbeiten, denn irgendwann sind sie für sich selbst verantwortlich. Kinder brauchen beim Erwachsenwerden das richtige Maß an Unterstützung, egal ob mit oder ohne Allergie. Aber gerade bei kranken Kindern neigen die Eltern dazu, die Entwicklung ihrer Kinder durch zu viel Fürsorge zu blockieren. Selbst mit einer chronischen Allergie sind Kinder in der Lage, je nach Alter und Schwere der Erkrankung, an der Verantwortung für sich selbst mit zu tragen. Voraussetzung ist natürlich, dass sie über die eigene Erkrankung genau Be-

scheid wissen. Als Eltern können Sie Ihrem Kind helfen, wenn es zum Beispiel durch unvorsichtige „Experimente" einen Allergieschub auslöst. Bei einem einmaligen Ausrutscher ist Ruhe angebracht. Das Kind leidet schon genug an seiner Allergie. Ihr Ärger würde zusätzlichen Stress verursachen. Das Ausprobieren von Grenzen gehört zum normalen Lernprozess, selbstständig mit seiner Krankheit umzugehen. Wenn die Ausnahme allerdings zur Regel wird, dann stimmt etwas nicht. Entweder kann das Kind die gestellten Anforderungen noch nicht erfüllen, oder es hat ein emotionales Problem, das es über provozierendes Verhalten ausdrückt.

Das aktive Kranksein sollte nur in kleinen Schritten trainiert werden, ohne Leistungsdruck. Nur im Schneckentempo haben alle Beteiligten die Chance, sich selbst und die Gefühle der anderen gut wahrzunehmen. Für Eltern und auch für gesunde Geschwister gilt: Bedauern Sie Ihr krankes Kind nicht zu sehr. Auf Dauer lähmt das die kleinen Patienten eher, als dass es nutzt. Spätestens in der Pubertät können dann die „armen Kinder" ihre Allergie als wirkungsvolles Mittel einsetzen, um mehr Macht über die mitleidigen Eltern auszuüben. Mit Lob und Bestätigung dagegen haben alle Beteiligten mehr Freude und letztlich auch Erfolg.
Um Missverständnissen vorzubeugen ist es außerdem sinnvoll, Lehrer und Erzieherinnen in Schule und Kindergarten über die Allergie des Kindes zu informieren. Wenn das Kind ständig müde und unkonzentriert ist, kann das zum Beispiel an Medikamenten liegen. Durchwachte Nächte, weil die Haut so gejuckt hat oder der Husten das

Kind ständig geweckt hat, wirken sich natürlich auf die Stimmung und die Leistung am nächsten Morgen aus.

■ Zum Experten der eigenen Krankheit werden

Wer sich eigenverantwortlich mit seiner Krankheit befasst, dem geht es langfristig besser. Speziell für Asthma und Neurodermitis entwickelte Programme machen Patienten und ihre Angehörigen zu Experten der allergischen Krankheit. Vom selbstbewussten Gebrauch der Medikamente, über Techniken zur Stressbewältigung, bis zum Umgang mit Rückfällen wird alles Wissenswerte vermittelt und geübt. Mit positiven Nebenwirkungen: Denn sowohl der Ver-

brauch von Medikamenten als auch die eigentlichen Beschwerden können durch eine derartige Schulung nachweisbar verringert werden. Kontaktadressen für Neurodermitiker und Asthmatiker finden Sie im Anhang auf *Seite 91*.

■ Gefühle für die Heilung nutzen

Allergische Reaktionen und die dazu gehörigen Gefühle können im Gehirn gespeichert werden. Im Laufe der Zeit entsteht eine Art „Allergie-Gedächtnis", das bei bestimmten Gefühlen „allergisch reagieren" meldet. Beispielsweise genügt es dann bereits, sich eine Situation nur vorzustellen, um die Allergie zu provozieren. Da diese Verbindung irgendwann erlernt

wurde, kann sie auch wieder verlernt werden. Versuchen Sie erst einmal herauszufinden, bei welchen Gefühlen Ihre Allergie verrückt spielt. Dieser Zusammenhang läuft meist unbewusst ab. Im nächsten Schritt können dann neue Formen gefunden werden, heilsamer mit den eigenen Gefühlen umzugehen. Zum Beispiel mit Wut: Machen Sie sich klar, dass Zorn und Ärger zum normalen Leben dazu gehören. Ein Kind, das im Sommer wegen „der blöden Allergie" kein Eisdielen-Eis bekommen kann, darf sich darüber ärgern. Wichtig ist, wie Sie ansonsten mit der Wut umgehen. Überprüfen Sie Ihren Alltag, ob für Eltern und Kinder genügend Möglichkeiten bestehen, Dampf abzulassen. Schauen Sie Ihre Wohnung an: Gibt es einen Platz, wo sich Kinder austoben können? Wenn nicht, dann werden Sie kreativ und beziehen beispielsweise Schaumstoffkissen aus dem Baumarkt mit schönem Stoff. Dann können sich die Kinder beim Hüpfen oder bei einer Kissenschlacht verausgaben. Schließen Sie Ihr allergiekrankes Kind nicht von vornherein vom Sport aus. Oft reichen kleine Mittel, um ohne Reue teilnehmen zu können. Kinder mit Neurodermitis können sich zum Beispiel bequeme, luftdurchlässige Kleidung anziehen und im Anschluss an die schweißtreibenden Aktivitäten duschen und sich eincremen. Auch, wenn das vielleicht nicht so „cool" ist.

Sind Sie außer sich vor Wut, nützt es sehr, einen Puffer einzubauen: „Ich gehe jetzt ins Wohnzimmer und komme in drei Minuten wieder. Dann habe ich mich beruhigt." Die Kinder können an Ihrem Vorbild lernen, rechtzeitig eine Pause einzulegen und die Spannung anders

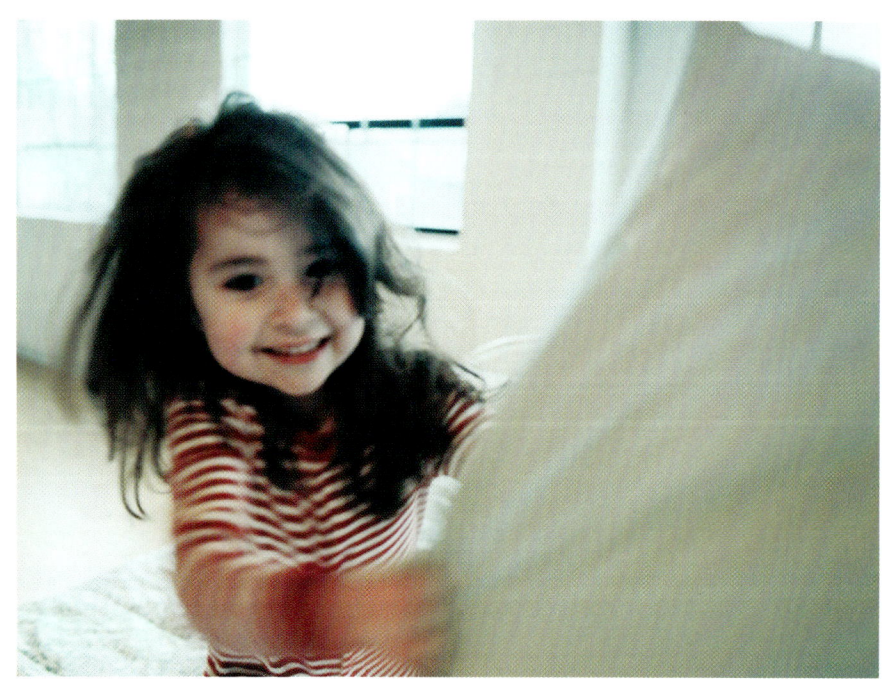

Eine Kissenschlacht hilft Dampf abzulassen und macht dabei noch Spaß.

abzubauen als durch einen Asthmaanfall oder indem sie ihre Haut blutig kratzen. Fragen wie: „Worauf bist du sauer?" oder „Ist dir langweilig?" unterstützen das Kind, ein Ventil für seine Wut oder andere Gefühle zu finden, anstatt unbewusst doch „allergisch zu reagieren".

■ Sanfte Wirkung von Musik

Musik beeinflusst Körper und Geist – eine Jahrtausende alte Erfahrung. Mit Musik werden Kinder in den Schlaf gesungen und mit Musik machten sich Menschen schwere Arbeit leichter, zum Beispiel bei der Ernte oder auf See. Musik berührt uns tief. Pulsschlag, Blutdruck, Atmung, Hautwiderstand, Hormonhaushalt, Stoffwechsel, Verdauung und gar Hirnströme reagieren auf unterschiedliche Rhythmen.

In einer bulgarischen Untersuchung zeigte sich, dass klassische Musik mit einem Grundtakt von 60 Schlägen pro Minute ganz besondere Wirkungen hat: Sie beruhigte Körperrhythmen und löste tiefe Entspannung aus. Die geistige Leistung wurde sogar gesteigert. Der Herzschlag verlangsamte sich um durchschnittlich fünf Schläge pro Minute und der Blutdruck sank. Die Gehirnwellen zeigten ein ähnliches Bild wie bei meditierenden Personen. Solche Musik wurde vor allem von Barockmusikern wie Vivaldi, Händel und Corelli komponiert. Die Aria zu den Goldberg-Variationen, Largo aus dem Konzert für Cembalo solo in F-Dur von Johann Sebastian Bach oder das Largo aus dem „Winter", die Vier Jahreszeiten, Flautinokonzert in E-Moll, op. 44, Largo von Antonio Vivaldi können uns daher sanft und nebenwirkungsfrei entspannen: Die Muskeln lockern sich, Herz- und Atemfrequenz beruhigen

sich, Blutdruck und Stresshormonspiegel sinken. Wir gelangen mental allmählich in den so genannten Alpha-Zustand. Dabei erzeugt das Gehirn Ströme im Frequenzbereich von etwa acht bis zwölf Hertz. Der Mensch ist dabei geistig wach, befindet sich aber in einem Entspannungszustand,

der von Ruhe und Harmonie geprägt ist. Selbst wenn wir der Musik gar nicht bewusst lauschen, schwingen Körper und Seele einfach mit.

Auf Musik gebettet:
Das Klangkissen der hobbythek

Während Sie entspannende Musik hören, liegt es sich am besten auf dem Rücken,

---

„Psychische Impfung"

An der Fachhochschule Hildesheim wurde ein Gesundheitstraining für chronisch Kranke entwickelt, das sich bei verschiedenen allergischen Erkrankungen als wirksam erwiesen hat. Hier werden verschiedene psychologische Techniken vermittelt, die innere Einstellung auf „anti-allergisch" umzupolen. Mit professioneller Hilfe, selbständigem Üben mit CDs und Gruppentraining finden die Teilnehmer heraus, was die Allergie für jeden persönlich bedeutet und was sie selbst für ihre Heilung tun können. Das Hildesheimer Gesundheitstraining versteht sich als Behandlung von Allergien, die auf ursächliche Zusammenhänge eingeht.

Ein wertvoller Tipp aus dem NLP (Neurolinguistisches Programmieren) lautet: Formulieren Sie Ihre Ziele positiv! Zum Beispiel: „Ich möchte im Frühjahr unbeschwert draußen sein können." Psychologen haben herausgefunden, dass Sätze mit Verneinung das Gegenteil bewirken, denn das Unbewusste blendet eine Verneinung aus. Übrig bleibt: „Ich möchte (kein) Asthma haben." Das Glei-

che gilt für Aufforderungen wie „Nicht kratzen". Sie bewirken zielsicher, dass der Betroffene noch stärker auf den Juckreiz aufmerksam wird und dann natürlich um so mehr kratzen muss. Besser wäre zum Beispiel, an eine schöne Hauterfahrung zu erinnern.

Die Hildesheimer Wissenschaftler haben ihr Programm übrigens „Psychische Impfung" genannt, um ihren Patienten Mut zu machen: Bei dieser nebenwirkungsfreien Hypersensibilisierung (siehe *Seite 18*) haben Betroffene ihre Gesundheit selbst in der Hand.

Näheres finden Sie unter:

Deutsche Gesellschaft für Psycho-Allergologie e.V.
Bekassinenau 23 a, 22147 Hamburg
Tel.: 040-6 47 48 18
www.psycho-allergologie.de
www.hildesheimer-gesundheitstraining.de

oder

Dr. Klaus Witt
Rathausstraße 8, 22941 Bargteheide
Tel.: 04532-50 16 51

die Arme locker neben dem Körper. Kopf und Nacken können dabei von einem Kissen gestützt werden.

Sehr Empfehlenswert sind Klangkissen, die ein entspanntes Hören im Liegen ermöglichen, ohne dass ein Kopfhörer auf den Ohren drückt. Da die Musik als ausgesprochen „unaufdringlich" empfunden wird, hilft diese Methode auch bei Schlafstörungen und sogar bei Ohrgeräuschen, dem Tinnitus.

Klangkissen ht

Kissenstoff 80 x 160 cm
Füllwatte
Stereo-Ohrhörer (ohne Kopfbügel)
Kabelverlängerung
Stoffband

Die Kissengröße beträgt etwa 80 x 80 Zentimeter. Achten Sie beim Zusammennähen darauf, dass in einer Ecke eine Handbreit große Einfüllöffnung bleibt.

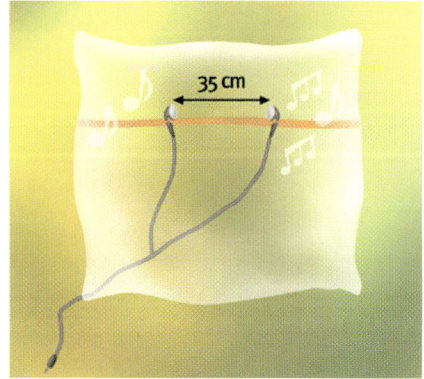

Einfach aber verblüffend:
Sanfte Rhythmen aus dem Klangkissen.

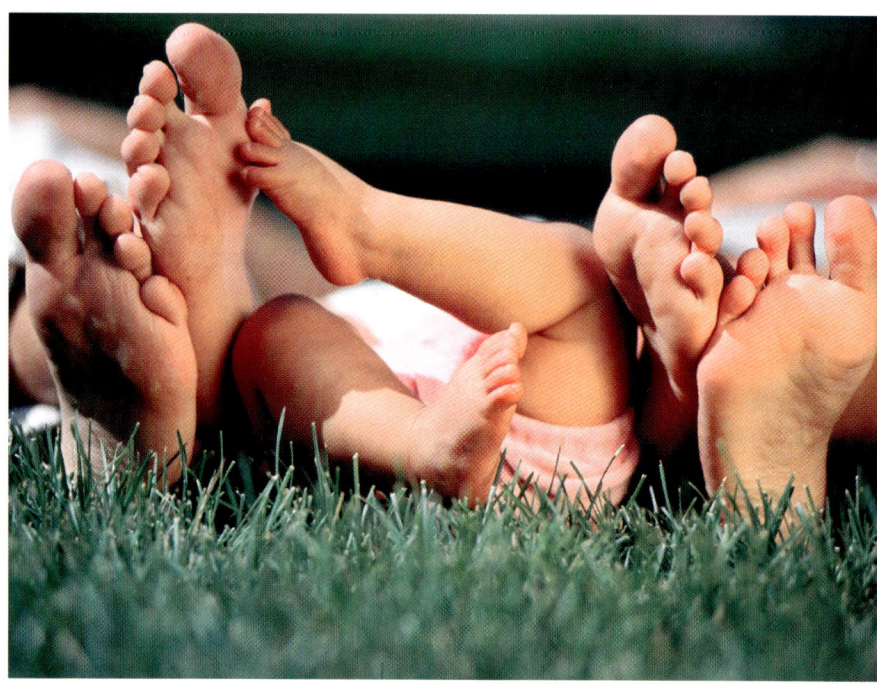

Gönnen Sie sich regelmäßig eine Auszeit – Ihr Immunsystem wird es Ihnen danken.

Ein Paar Stereo-Ohrhörer muss innerhalb des Bezuges zentral fixiert sein. Dazu werden die Kapseln im Abstand von etwa 35 Zentimetern an ein längeres Stoffband geknotet. Das Band wird dann auf 80 Zentimeter gekürzt und mit den Enden an zwei gegenüberliegende Kissenseiten genäht. Der Bezug wird auf „rechts" gedreht und nach Belieben mit Kissenwatte befüllt. Achten Sie darauf, dass die Hörkapseln ausreichend in das Füllmaterial eingebettet sind. Das Kabel wird aus der Einfüllöffnung geführt, und diese schließlich zugenäht. Gegebenenfalls bringt eine Kabelverlängerung (mit integrierter Fernbedienung) noch höheren Komfort.

■ Ruheoasen für die Familie

Eine allergenarme Umgebung und die Stärkung des Immunsystems sind wichtige, oft entscheidende Schritte aus dem Teufelskreis der Allergie. Genauso wirksam ist es aber, für ein entspanntes „inneres Milieu" zu sorgen: Wer gelassener lebt, sorgt dafür, dass sein Immunsystem nicht bei jedem kleinsten Allergiereiz antworten muss. Die so genannte „Allergieschwelle" ist dann höher als in einer stressigen Lebenssituation. Beispielsweise bricht eine Neurodermitis in Zeiten psychischer Anspannung erst richtig aus. Gleiches passiert auch bei Asthma bronchiale: Die Luftnot verschlimmert sich bei Aufregung. Menschen mit Allergien kennen diesen Zusammenhang von

Stimmung und Krankheit meist aus eigener Erfahrung. Wer ein Beschwerdetagebuch führt, erkennt schnell: Entspannung ist oft der Schlüssel zu mehr Gesundheit. Diese Chance kann jeder für sich ergreifen. Dazu gehört es, den Alltag mit seinen zahlreichen Terminen und Verpflichtungen radikal zu durchforsten. Übrig bleibt nur, was unabänderlich ist. Eltern übernehmen dabei für ihre Kinder die Regie. Spätestens, wenn die Allergie schlimmer wird, ist das ein dringendes Signal, für mehr Entspannung zu sorgen. Besser ist es natürlich vorzubeugen. „Ruheoasen" im Alltag können altersgerecht gestaltet werden. Wichtig für den Erfolg dieser garantiert nebenwirkungsfreien Therapie ist es, diese Phasen zur lieben Gewohnheit werden zu lassen und sie mit Zähnen und Klauen gegen anderweitige Zwänge zu verteidigen. Also: lieber die Waschmaschine mal am Abend ausräumen oder zehn Minuten eher zur Arbeit gehen, als den Ruhetermin zu verschieben! Für Kinder ist diese Regelmäßigkeit ganz besonders wichtig. Sie gibt ein Gefühl von Sicherheit und Vertrauen. Das ist die Basis, um sich wohl zu fühlen und zu entspannen.

■ Entspannung von Anfang an – Indische Babymassage

Die erste Zeit mit einem Säugling hat es in sich: die Umstellung des Alltags auf Familienleben und schlaflose Nächte – das raubt mitunter den letzten Nerv. Aber Kinder haben feine Antennen. Nervosität und Anspannung der Eltern übertragen sich sofort – auch auf die allerkleinsten. Wie im Ping-pong-Spiel kann sich aus der gereizten Atmosphäre schnell ein Dauerzustand

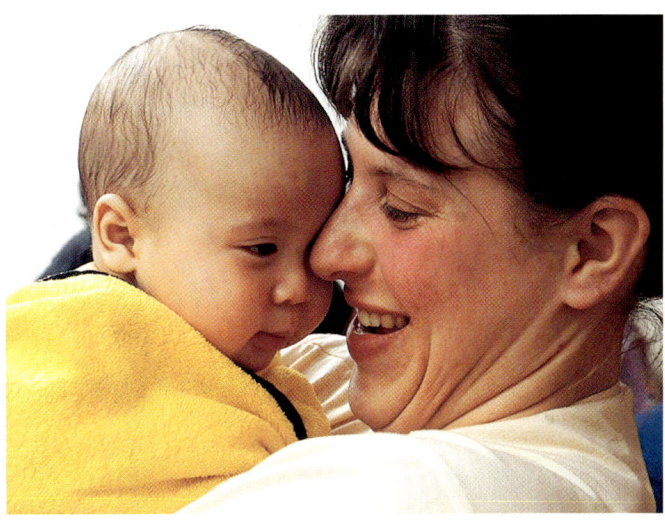

Durch Babymassage kann sich der liebevolle Kontakt zwischen Eltern und Kind festigen.

entwickeln. Damit es nicht soweit kommt, sorgen Sie von Anfang an für Entspannung. Speziell für Kinder im ersten Lebensjahr hat sich die Babymassage bestens bewährt. In vielen Kulturen, zum Beispiel in Indien oder Nepal, hat Massage traditionell einen festen Platz im Alltag. Auch Neugeborene und Säuglinge kommen deshalb regelmäßig in den Genuss, massiert zu werden. Der französische Gynäkologe und Geburtshelfer Dr. Frédérick Leboyer war davon so fasziniert, dass er die indische Babymassage in den 1970er Jahren mit nach Europa brachte. Damals galt es noch als eine eigenartige Idee, sich mit einem Säugling, abgesehen vom Wickeln und füttern, intensiv körperlich zu beschäftigen. Ein hygienisch sauberes Bettchen schien die bessere Lösung. Heute wissen wir aus zahlreichen Untersuchungen, wie wichtig der liebevolle Hautkontakt für die gesunde Entwicklung von Kindern ist. Das erste

Sinnessystem, das sich im Bauch der Mutter ausbildet, ist der Tastsinn. Bereits ab dem dritten Schwangerschaftsmonat wächst die Fähigkeit, Berührung als solche wahrzunehmen. Von der Gebärmutter umhüllt spürt das Baby, dass es ständig mit seiner Mutter im Kontakt steht: Es wird rund um die Uhr berührt und getragen. Mit der Geburt endet dieser permanente Hautkontakt. Das Kind wird angezogen und öfter auch vom Arm in die Wiege gelegt. Diese Umstellung ist nicht leicht, besonders weil die so genannten „körperfernen" Sinne, wie das Sehen, noch nicht vollständig entwickelt sind. Säuglinge sind aber auf Sinneseindrücke angewiesen, die aus den „körpernahen" Sinnen stammen. Dazu gehört das Tasten. Sie sammeln über das Berührtwerden Informationen, wie ihr Körper beschaffen ist. Psychologen sprechen von der Entwicklung des „Körper-Ichs". Deshalb braucht ein Kind gerade in den ersten Lebensmonaten viel körperliche Nähe und Zuwendung, die über das bloße

Versorgen hinausgeht. Jeder Hautkontakt ist Entspannung pur – nicht nur für das Kind. Auch die Eltern können sich bei diesem liebevollen Dialog ohne Worte gut entspannen. Übrigens: In Indien ist es selbstverständlich, dass auch die Mütter nach der Entbindung, beispielsweise von der Hebamme, täglich massiert werden. Eine gute Idee, auch für unseren Kulturkreis.

Die Babymassage können Sie wunderbar selbst durchführen, auch bei chronisch allergischen Erkrankungen. Im Zweifel besprechen Sie sich mit Ihrem Kinderarzt. Bei Kindern mit Neurodermitis kann die Massage eine gute Möglichkeit sein, mit dem Körper des Kindes auf positive Weise in Kontakt zu kommen und gleichzeitig die Haut zu pflegen.

Wählen Sie einen ruhigen und ausreichend warmen Ort. Im T-Shirt sollte es noch angenehm warm sein. Wenn Sie unsicher sind, fühlen Sie einfach, ob Ihr Kind kalt wird. Zugluft ist generell, selbst im Sommer, schädlich. Durch gedämpftes Licht können Sie die Wohlfühlstimmung prima unterstützen, Düfte oder Musik sind dagegen nicht nötig. Das Nacktsein und Mas-

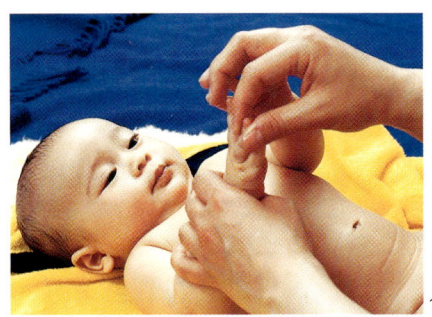

1

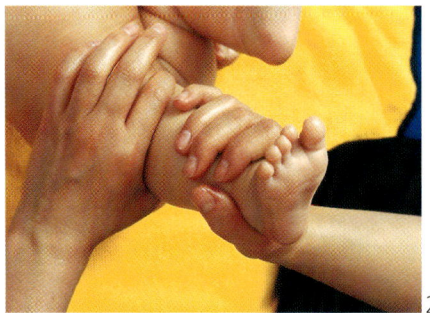

2

siertwerden ist für ein Baby schon aufregend genug. In Indien wird auf den Beinen der Mutter massiert. Legen Sie ein Handtuch auf Ihre Beine, zum Schutz vor Öl oder falls das Kleine Wasser lässt. Der Wickeltisch mit Wärmelampe ist auch ein guter Ort zum Massieren – Hauptsache Sie verspannen sich nicht in einer ungewohnten Haltung. Beginnen Sie vor oder nach dem Baden, wenn das Baby ohnehin schon ausgezogen ist. Nehmen Sie sich ein naturreines Massageöl – zum Beispiel Jojobaöl, Ringelblumenöl oder auch das teurere Mandelöl – und wärmen es in einem Wasserbad vor. Gut geeignet ist dafür auch der Flaschenwärmer. Riechen Sie daran und vertrauen Sie Ihrer Nase! Nur wenn Sie den Geruch mögen, sollten Sie es benutzen. Unparfümierte Öle sind für empfindliche Babys besser verträglich. Beobachten Sie, ob Ihr Kind das Öl gut verträgt. Im Zweifel probieren Sie vorher an einem Füßchen, wie das Baby reagiert. Dann sind Sie sicher und können loslegen.

Am besten fängt man bei der Babymassage mit einer kurzen Entspannung der Massierenden an. Zum Beispiel einen Moment die Augen schließen und einfach ruhig durchatmen: Tief Luftholen – auch im

übertragenen Sinn – und genießen. Verteilen Sie dann das Öl mit Ruhe und Genuss in Ihren Händen. Das Baby schaut da sicher fasziniert zu. Meist brauchen die eigenen Hände schon relativ viel Öl. Nehmen Sie dann so viel nach, dass die Hände nicht tropfen, aber gut ölig sind. Durch schnelles Aneinanderreiben entsteht zusätzliche Wärme, so dass der erste Hautkontakt angenehm für das Baby ist.

Massieren Sie langsam und ruhig. Dabei können Sie gleiten, streichen, mit sanftem Druck kneten oder einfach mit der warmen Hand berühren. Das Gesicht sollte nicht mit Öl massiert werden, ansonsten empfiehlt es sich, folgende Reihenfolge einzuhalten: Beginnen Sie mit der Brust und streichen immer wieder mit beiden Händen von der Mitte bis zu den Armen. Das vertieft die

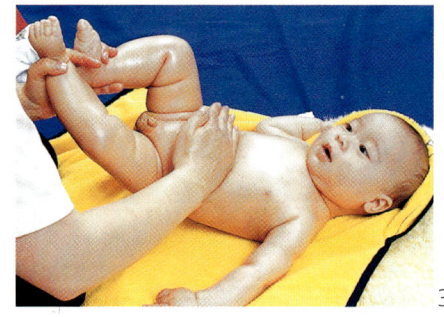

3

Atmung und entspannt. Massieren Sie dann die Arme und Hände (1), anschließend die Beine mit den Füßchen (2) und danach den Bauch (3). Am Bauch ist es gerade für Kinder mit Verdauungsproblemen sehr angenehm, wenn Sie mit zartem Druck im Uhrzeigersinn kreisen. Zum Schluss können Sie das Baby auf den Bauch drehen und den Rücken durch sanftes Streichen vom Nacken zum Po massieren. Eine gegenläufige Bewegung der Hände, das „Queren" macht Mutter und Kind Spaß. Wenn Ihr Baby in Bauchlage sehr unzufrieden ist, drehen Sie es ein wenig zur Seite und streichen Sie mit der freien Hand über den Rücken (4). Wichtig ist, dass Sie die Ablehnung Ihres Kindes

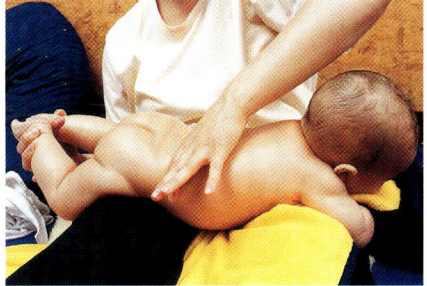

4

durch Schreien oder Unruhe immer ernst nehmen und überlegen, was Sie verändern können. Manchmal ist es bloß zu kalt. Oder das Baby muss sich erst an diese Art der Berührung gewöhnen. Verkürzen Sie die Massage dann. Der krönende Abschluss besteht darin, das nackte Baby molligwarm in ein Handtuch zu hüllen und es im Arm zu halten und zu wiegen.

Wer sich unsicher fühlt, kann einen Kurs in Babymassage besuchen oder in entsprechenden Büchern weiterlesen. Adressen und Empfehlungen gibt die Deutsche Gesellschaft für Baby- und Kindermassage e.V.

Kleiner Tipp: Sie können die älteren Geschwister bei der Massage mit einbeziehen. Wenn Eifersucht im Spiel ist, nehmen Sie sich doch die Zeit und gönnen Sie auch dem „großen Baby" eine Massage. Das wirkt oft wahre Wunder.

„Känguruhen": Hautkontakt für Frühchen

Bei Frühgeborenen, die abgeschirmt im Brutkasten liegen, wird besonders deutlich, wie wichtig liebevoller Hautkontakt ist: Die Wiener Kinderärztin Dr. Marina Marcovich hat in den 1980er Jahren eine in Kolumbien entdeckte Methode nach Europa geholt und für Frühchen weiterentwickelt: das „Känguruhen". Die winzigen Babys werden der Mutter oder dem Vater mit einem kleinen Tragebeutel vor die Brust gebunden, so dass sie regelmäßigen Hautkontakt erleben. Trotz anfänglicher Bedenken war der Erfolg eindeutig und überzeugend: Die Sterberate sank und die unreifen Babys entwickelten sich besser. Diese Erkenntnisse haben über die Betreuung von Frühgeborenen hinaus den Umgang mit Säuglingen in den letzten Jahrzehnten nachdrücklich verändert. Hautkontakt ist als Nahrung für die Seele lebenswichtig.

■ Selbsthilfe auf Chinesisch – Qigong-Übungen

Nach der Traditionellen Chinesischen Medizin (TCM) beruhen alle Krankheiten darauf, dass der Mensch aus seinem Gleichgewicht geraten ist. Innere und äußere, körperliche und seelische Faktoren können das Zirkulieren der Lebensenergie im Körper blockieren. Diese Lebenskraft wird als **Qi** – oder auch Chi – bezeichnet. Heilen bewirkt nach chinesischer Überzeugung, dass Qi wieder ungehindert fließen kann. Heilkräuter und Akupunktur sollen Blockaden gezielt lösen. Aber in der TCM ist vor allem Eigeninitiative gefragt. Ernährung und so genannte „Qigong-Übungen" gehören zur verordneten Medizin. „Qigong" bedeutet Arbeit (gong) an der Lebensenergie (Qi) durch heilsame Bewegungen. Wer regelmäßig übt, verbessert

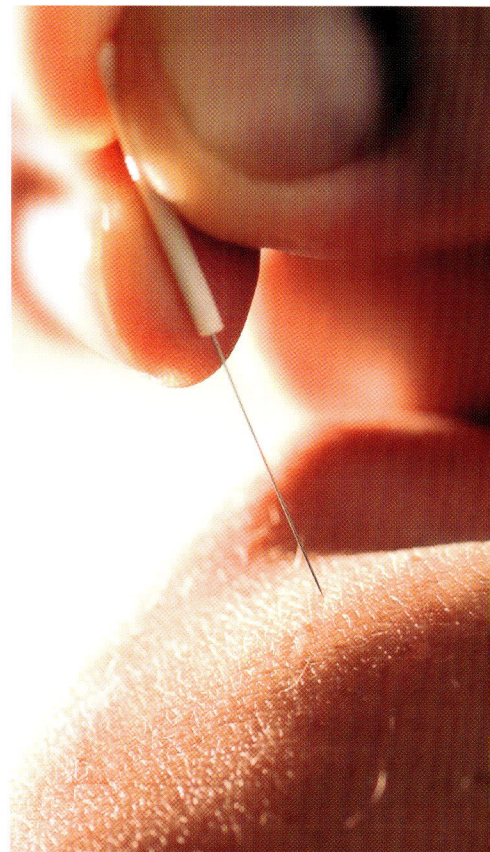

Nach der Traditionellen Chinesischen Medizin lassen sich Blockaden gezielt lösen – zum Beispiel mit der Akupunktur.

seine körperliche Verfassung nachweisbar. Qigong-Übungen helfen zu entspannen, Krankheiten vorzubeugen und zu lindern. Positive Effekte bei der Behandlung von Asthma bronchiale konnten durch wissenschaftliche Untersuchungen auch in Deutschland eindeutig belegt werden. Was bisher als exotische Alternativmedizin aus dem Osten galt, konnte sich zunehmend auch bei uns durchsetzen. Mittlerweile übernehmen sogar einige Krankenkassen die Kosten für einen Qigong-Kurs.

Es gibt zahlreiche Varianten des Qigongs. Wir haben eine Übungsfolge aus den klassischen 15 Ausdrucksformen den „Taiji-Qigong" nach Prof. Jiao Guoroi ausgewählt. Diese sind leicht erlernbar und können gut in den Alltag integriert werden. Empfohlen wird, täglich zehn Minuten zu üben. Mit jedem Training aktivieren Sie alle energetischen Leitbahnen. Allergiker brauchen also keine Extra-Übungen, sondern stärken ihre Gesamtkonstitution. Versuchen Sie, beim Trainieren eine Körperspannung zu erreichen, mit der Sie sich noch wohl fühlen. Es klingt paradox, aber Bewegung in der Ruhe ist hier gefragt. Mit der Zeit gelingt es immer besser: Die Muskeln arbeiten und dennoch entspannt man sich.

Übung 1: **Stehen wie ein Baum**

Stehen Sie in der Grundhaltung: Die Füße sind schulterbreit geöffnet und die Knie leicht gebeugt. Der Beckenboden ist fest und das Steißbein zieht senkrecht nach unten. Dabei aktivieren Sie nach chinesischer Auffassung Ihre „Sitzkraft". Der Unterkörper ist so angespannt, als ob Sie sich auf eine Tischkante setzen würden. Das festigt den Stand. Gleichzeitig fühlen Sie am Kopf einen sanften Zug nach oben, der die Wirbelsäule streckt. Stellen Sie sich jetzt einen großen kraftvollen Baum vor. Spüren Sie dabei, wie sich Ihre Füße in der Erde „verwurzeln". Genießen Sie den entspannten Blick über das weite Land und den Wind in den Zweigen. Mit dieser Vorstellung lösen sich die Arme seitlich vom Körper und bilden einen Halbkreis – unter den Achselhöhlen hätte ein Tennisball Platz. Die Schultern sind immer noch völlig entspannt. Die Handflächen zeigen zum Körper. Atmen Sie in dieser Haltung ruhig und regelmäßig. Winzig kleine Veränderungen der Haltung sind erlaubt, wenn Sie die Wohlfühlspannung verbessern. Bleiben Sie so lange in der Übung, wie es angenehm ist.

Übung 2: **Reguliere den Atem, beruhige den Geist**

Bleiben Sie in der Grundhaltung. Die Arme bilden jetzt unterhalb des Bauchnabels einen Kreis vor dem Körper. Die Handflächen zeigen nach oben und berühren sich nicht, als ob ein Wasserball darauf liegen würde. Heben Sie die Arme in dieser kreisförmigen Haltung langsam und fließend an. Der Abstand zwischen den Händen verändert sich nicht. Die Arme steigen so lange, bis sich die Handflächen von selbst umdrehen. Dann drücken Sie in Ihrer Vorstellung den Wasserball am Körper unter Wasser. Dabei sinken die Arme bis zum Unterbauch. Zum Schluss drehen sich die Handflächen nach oben, und die Bewegung beginnt von neuem. Auch in dieser Übung bleiben die Schultern während der ganzen Zeit entspannt. Führen Sie diese Übung mindestens achtmal, ohne Unterbrechung, durch. Achten Sie darauf, dass der ganze Körper dem Steigen und Sinken der Arme folgt. Die Füße bleiben dabei am Boden. Nur die Beine strecken und beugen sich leicht im Rhythmus der Arme. Das soll blockiertes Qi zum Fließen bringen.

Übung 3: **Sammle das Qi**

Im gleichen Stand wie in den beiden vorherigen Übungen ziehen die Arme im Bogen nach hinten. Die Hände werden auf den so genannten „shenshu-Bereich", auf Höhe der Nieren, gelegt. Die Finger zeigen nach unten. Massieren Sie nun mindestens viermal in kleinen Kreisen mit sanftem Druck. Auch hier folgt der Körper dem Steigen und Sinken der Hände durch ein leichtes Auf und Ab wie in Übung 2. Die Hände streichen nun entlang eines gedachten Gürtels vom Rücken nach vorne. Stellen Sie sich vor, dass Sie alle Energie vom Rücken zum Bauchnabel schieben, bis sich die Hände unterhalb des Nabels übereinander legen. Hier befindet sich das „mittlere Dantian", einer der zentralen Qi-Speicher. Zum Schluss kreisen Sie mit den überkreuzten Händen um den Bauchnabel. Sie zeichnen dabei eine sich öffnende Spirale, entgegen dem Uhrzeigersinn, kehren die Richtung um und verkleinern die Kreise, bis zum Ausgangspunkt unterhalb des Nabels. Atmen Sie dabei ruhig ein und aus, am besten zum Mittelpunkt der Spirale. Durch diese Übungsfolge stärken Sie nach chinesischer Vorstellung die „Qi-Kraft der Leibesmitte" und fördern so das innere Gleichgewicht.

Wenn Sie durch unsere Übungen Lust auf mehr bekommen haben, dann wenden Sie sich zum Beispiel an die Medizinische Gesellschaft für Qigong Yangsheng. Hier erhalten Sie Informationen über Kurse und weiterführende Literatur.

Medizinische Gesellschaft für Qigong Yangsheng e.V.
Colmantstraße 9
53115 Bonn
Tel.: 0228-69 60 04
Fax: 0228-69 60 06
Internet: www.qigong-yangsheng.de

▣ Akupressur

Die Traditionelle Chinesische Medizin zielt darauf ab, Energieblockaden zu lösen, um Krankheiten zu heilen und die natürliche Harmonie im Organismus wiederherzustellen. Punktuelle Druckmassage ist eine Möglichkeit, die Betroffene – anders als die Akupunktur – nach Anleitung auch selbst durchführen können. Dabei werden zahlreiche Akupressurpunkte, die sich auf so genannten „Energiebahnen" befinden durch kreisenden und kräftigen Druck mit den Fingerkuppen stimuliert.

Akupressur bei Pollenallergie

Zur Linderung und Vorbeugung von Heuschnupfen eignen sich folgende Punkte:

- Daumen und Zeigefinger rechts und links auf die Nasenflügel legen und zehnmal drücken. Fünfmal täglich.
- Danach mit dem Zeigefinger die Mitte zwischen Oberlippe und Nase behandeln. Dreimal täglich 30 Sekunden. Dies hilft auch bei Niesattacken.
- Anschließend mit den Daumen gleichzeitig auf beide Schläfen drücken. Fünfmal täglich 10 Sekunden.

Akupressur bei Asthma

Folgende Punkte sind geeignet, um die Häufigkeit und Schwere von Asthmaanfällen zu verringern. Die Behandlung sollte in anfallsfreien Phasen durchgeführt werden:

- Unterhalb des Schlüsselbeins rechts und links neben dem oberen Ende des Brustbeins mit den Zeigefingern drücken. Dreimal täglich 60 Sekunden.
- Anschließend die Mitte des Brustbeins mit dem Zeigefinger behandeln. Dreimal täglich 60 Sekunden.
- Abschließend das untere Brustbeinende mit dem Zeigefinger drücken. Dreimal täglich 60 Sekunden.

▣ Mit Sport gegen Allergien

Allergien machen sich besonders im Vor- und Grundschulalter bemerkbar und treffen dann meist mit dem Bedürfnis nach körperlicher Aktivität zusammen. Leider werden vielerorts Kinder mit Allergien ent-

weder auf Drängen der Eltern oder Lehrer vom Sportunterricht befreit. Wenn möglich sollten aber auch Allergiker am Turnunterricht teilnehmen. Denn die Erfahrung, beispielsweise trotz Asthma körperlich etwas leisten zu können, fördert ihr Selbstvertrauen und trägt damit indirekt zur Besserung bei. „Auch", so betont Prof. Dr. Ingo Froböse von der Deutschen Sporthochschule Köln, „ist eine generelle Schonung für Allergiker keinesfalls zu empfehlen." Er hat spezielle Trainings- und Sportprogramme für Kinder und Jugendliche mit Allergien entwickelt. Das Bewegungsprogramm wird dabei individuell auf die Bedürfnisse des Kindes zugeschnitten. Natürlich sollte man vor der Teilnahme zum Beispiel eines asthmakranken Kindes am Sportunterricht den Sportlehrer informieren. Dieser sollte genau wissen, was er dem Kind zumuten kann und was nicht und was er im Notfall bei Atemnot tun muss.

Mittlerweile existieren bundesweit etwa 200 Sportgruppen für Allergiker und Asthmatiker. Auskünfte erteilt die *Arbeitsgemeinschaft Lungensport in Deutschland e.V.* unter www.lungensport.de

Sport und Pollenallergie

Studien haben gezeigt, dass erstaunlich viele Leistungssportler trotz Heuschnupfen Höchstleistungen erbringen. Auch Pollenallergiker dürfen demnach intensiv Sport treiben.
Sie sollten jedoch eher in geschlossenen Räumen und Hallen trainieren, anstatt

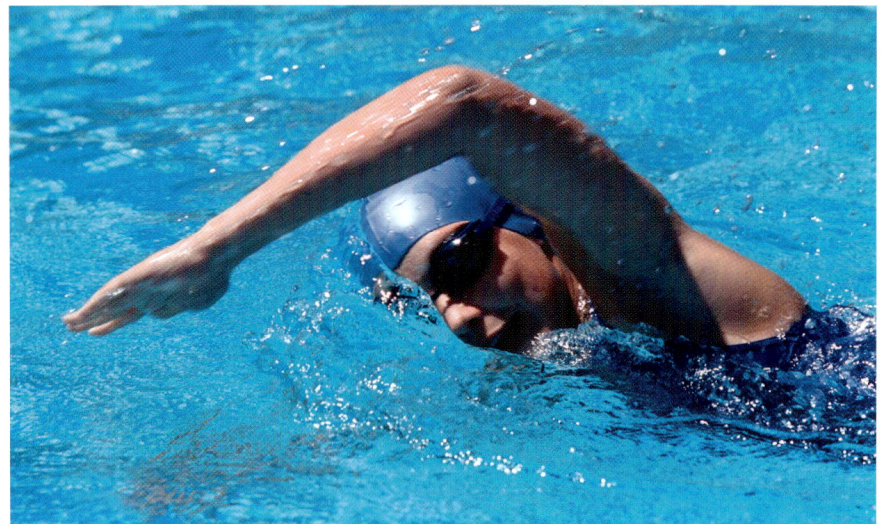
Schwimmen ist eine geeignete Sportart für Pollenallergiker.

durch blühende Wiesen zu joggen. Wassersport, Squash, Tischtennis, Judo und Tanzen sind nur einige Sportarten, die für Pollenallergiker geeignet sind und das Immunsystem stärken. Darüber hinaus können natürlich sämtliche Wintersportarten ausgeübt werden.

Nicht selten zeigen Pollenallergiker auch eine Nahrungsmittelallergie. Die Symptome können durch Sport verstärkt werden und treten meist 30 Minuten nach Beginn der Aktivität auf. Es sollte deshalb mindestens zwei Stunden vor dem Sport nichts mehr gegessen werden.

Sport und Neurodermitis
Da die Krankheit in der Regel durch einen wellenförmigen Verlauf gekennzeichnet ist, sollte nur bei einer akuten Entzündung eine Sportpause eingelegt werden.

Lediglich Wassersportarten sind meist weniger geeignet, da diese Hautreizungen und Ekzeme begünstigen können. Wer trotzdem schwimmen möchte, sollte die Haut vorher und nachher unbedingt mit einer Creme pflegen (dies empfiehlt sich im übrigen für jede andere Sportart auch). Wir raten zu unserer *Beruhigende Pflegecreme ht* (siehe *Seite 53*).

Sport und Asthma
Die körperliche Belastbarkeit kann aufgrund der erhöhten Atemarbeit und einer Ermüdung der Atemmuskulatur eingeschränkt sein. Dies muss bei der Auswahl des Bewegungsprogramms berücksichtigt werden. Zwar kann körperliche Aktivität selbst einen Asthmaanfall auslösen, den-

noch belegen zahlreiche Studien, dass gut dosierter Sport mehr Vorteile als Nachteile hat.

Besonders unwohl fühlt sich der Asthmakranke in verstaubten Sporthallen und an Orten, wo er vielen Allergenen ausgesetzt ist. Wassersportarten in der Halle, wie Schwimmen und Aquajogging, sind deshalb meist geeigneter als zum Beispiel Radfahren und Laufen im Freien, wenn es dort von Pollen nur so wimmelt.
Aber auch nach Regenschauern im Sommer ist Sport angenehmer als bei kalter und trockener Witterung. Da sich besonders im Winter die Bronchien zusammenziehen, empfiehlt sich das Bedecken von Mund und Nase mit einem Tuch, so dass die Atemluft sich erwärmen kann.
Beim Sport sollten in jedem Fall Medikamente und Peak-Flow-Meter mitgeführt werden. In der Regel sollte vor Aufnahme der Aktivität entsprechend inhaliert werden.

Ozonwerte im Internet
Wenn es draußen schwül, neblig oder sehr kalt ist, kann körperliche Anstrengung akute Atemnot verursachen. Bei diesem Wetter sollten Asthmakranke unter Umständen auf Sport verzichten. Auch hohe Ozonwerte können die Wahrscheinlichkeit eines Asthmaanfalls erhöhen. Unter www.umweltruf.de oder www.wetter.com lassen sich aktuelle Konzentrationen von Ozon und anderen Luftschadstoffen im gesamten Bundesgebiet abrufen.

„Ich glaube, dass ich kein Heilmittel anführen kann, das sicherer heilt als das Wasser."
Sebastian Kneipp (1821 – 1897)

KNEIPP-KUREN: KICK FÜR DAS IMMUNSYSTEM

Die Kneippschen Wassertherapien genießen auch in heutiger Zeit ein hohes Ansehen. Die im 19. Jahrhundert vom „Wasserdoktor" Sebastian Kneipp entwickelten Anwendungen haben das Ziel, den Wärmehaushalt des Körpers zu regulieren. Obwohl die Hydrotherapien nicht zu den speziellen antiallergischen Behandlungsverfahren der Naturmedizin gehören, haben sie als ergänzende Maßnahmen durchaus ihre Berechtigung. Sie führen zu Heilreaktionen vor allem des Immun- und Nervensystems und kurbeln den Stoffwechsel an. Dadurch wird nicht nur allergischen Reaktionen entgegengewirkt, sondern auch die Wirksamkeit anderer Therapien verbessert.

◼ Vom Storchengang und kalten Güssen

Grundsätzlich muss eine „Kneippkur" nicht unbedingt mit eiskaltem Wasser arbeiten. Es wird inzwischen empfohlen, die Temperatur den eigenen Bedürfnissen anzupassen. Vor allem bei entzündeter Haut sind eher milde thermische Reize angezeigt.

Der Wasserstrahl sollte ohne großen Druck auf den Körper treffen, was sich sowohl bei abgeschraubtem Duschkopf als auch durch spezielle Gießrohraufsätze erzielen lässt. Da sich das Wasser so großflächiger an die Haut „schmiegen" kann, wird die Wirkungsweise verstärkt.

Aus Sicherheitsgründen empfehlen wir außerdem eine rutschfeste Badewannenmatte und einen Haltegriff an der Wand.

Zum *Wassertreten* wird die Wanne bis zur Hälfte mit Wasser gefüllt. Im „Storchengang" wird auf der Stelle getreten, wobei jeweils ein Fuß aus dem Wasser ragen sollte. Diese Übung sollten Sie ca. eine Minute durchführen, es sei denn, Sie empfinden es bereits vorher als unangenehm, dann sollten Sie die Übung direkt beenden.

Für das *Wechselarmbad* wird ein Waschbecken mit etwa 38 °C warmem Wasser befüllt, ein zweites mit kaltem Wasser. Hierfür eignen sich natürlich auch größere Kunststoffwannen. Die Arme werden bis über die Ellenbogen fünf Minuten ins warme Wasser getaucht, dann für einige Sekunden ins kalte. Dieser Vorgang wird zweimal wiederholt.

Der *Kniequss* beginnt am rechten Fußrücken. Der Wasserstrahl wird dreimal von der Ferse bis zu den Zehen hin und her geführt, dann an der Außenseite des Unterschenkels bis handbreit über das Knie geleitet. An dieser Stelle so lange verweilen, bis der Wassermantel die Rückseite des Unterschenkels gleichmäßig umschließt. Anschließend gehen Sie mit dem Wasserstrahl an der Innenseite des Unterschenkels wieder bis zur Ferse zurück.

Ganz ohne Hilfsmittel kommt das *Tautreten* aus. Schon weit vor Beginn der Pollenzeit empfiehlt es sich, barfuß über taunasse Wiesen- oder Waldböden zu laufen. Das stärkt nicht nur die Abwehrkräfte, sondern verbessert auch die Fußmuskulatur und die motorischen Fähigkeiten.

Übrigens: Ein zentraler Grundsatz des Pfarrer Kneipp lautet: Den Körper stets vorher und nachher wärmen.

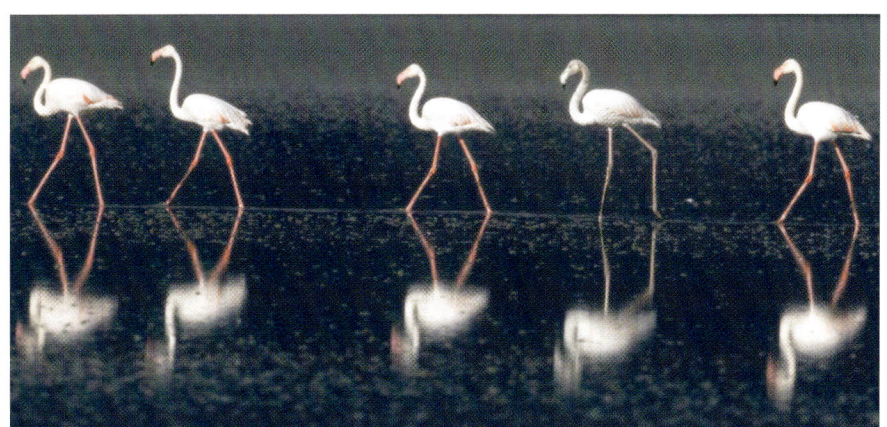

Wassertreten tut gut, nicht nur dem Menschen.

NAHRUNGSMITTEL MIT ALLERGISCHEM POTENZIAL

Im Irrgarten der Allergien kursieren immer wieder die verschiedensten Ratschläge zur Ernährung. Häufig ist die Rede von speziellen „Allergie-Diäten", die helfen sollen. Aber wem? Wer braucht überhaupt eine besonders zusammengestellte Nahrung? Kann eine bestimmte Ernährung möglicherweise sogar Schutz vor Allergien bieten?

Nicht jeder Allergiker benötigt automatisch eine spezielle Ernährung, wissen Mediziner inzwischen. Nicht einmal bei den so genannten „Nahrungsmittel assoziierten Allergien" wie Neurodermitis ist dies der Fall. Im Gegenteil: Gerade bei Kindern kann eine einseitige Ernährung schnell zu

Mangelerscheinungen führen. Jeder, der chronisch mit Allergien zu tun hat, muss also herausfinden, welche Nahrungsmittel der Körper schlecht verträgt und worauf er allergisch reagiert. Eine sorgfältige ärztliche Begleitung gehört unbedingt dazu.

Übrigens: Auch Allergien können sich im Lauf des Lebens verändern. Deshalb müssen Allergiker im Zweifel die Suche nach den auslösenden Faktoren mehrfach wiederholen.

Trotzdem gibt es Nahrungsmittel, die ein vergleichsweise hohes Allergiepotenzial haben. Dazu gehören Milch und Milchprodukte, Eier, Fische und Schalentiere sowie Nüsse. Diese Zutaten sollten im ersten Lebensjahr gar nicht oder nur äußerst sparsam gefüttert werden. Denn Säuglinge

reagieren auf alle Fremdeiweiße besonders empfindlich. Ihr Magen-Darm-System ist noch nicht vollständig ausgereift.

Saure Lebensmittel – zum Beispiel Zitrusfrüchte oder Obstsäfte – gehören zu den Nahrungsmitteln, die häufig nicht besonders gut vertragen werden. Ihre Säure reizt den Körper. Auch der Zucker in Süßigkeiten wird im Magen in Säure verwandelt!

■ Allergiker brauchen Ernährung, die schützt

Oft entscheidet die richtige Ernährung im ersten Lebensjahr, ob sich eine Allergie entwickelt oder nicht. Im September 2002 sorgte eine medizinische Untersuchung für Aufregung. Denn neuseeländische Forscher kamen zu dem überraschenden Schluss, dass gestillte Babys im Laufe ihres Lebens ein höheres Risiko haben an Allergien zu erkranken. Aber es gab auch Kritik: Die meisten der Neugeborenen, die an der Studie teilgenommen hatten, erhielten im Krankenhaus Fertignahrung aus Kuhmilch. Außerdem bekam ein Großteil der gestillten Kinder in den ersten sechs Monaten zusätzliche Nahrung. Insgesamt empfehlen Experten das Stillen nach wie vor als geeigneten Schutz vor Allergien. Zudem besitzt Muttermilch die optimale Zusammensetzung an Nährstoffen und zusätzlich Antikörper, die das Kind vor Infektionen schützen. Optimal ist, das Kind während der ersten sechs Monate ausschließlich zu stillen.

Aber Achtung: Spätestens in der Stillzeit sollte sich auch die Mutter möglichst allergiebewusst ernähren. Denn sogar über die Muttermilch kann eine Allergie ausgelöst werden. Deshalb wird den stillenden Müttern unter anderem geraten, den

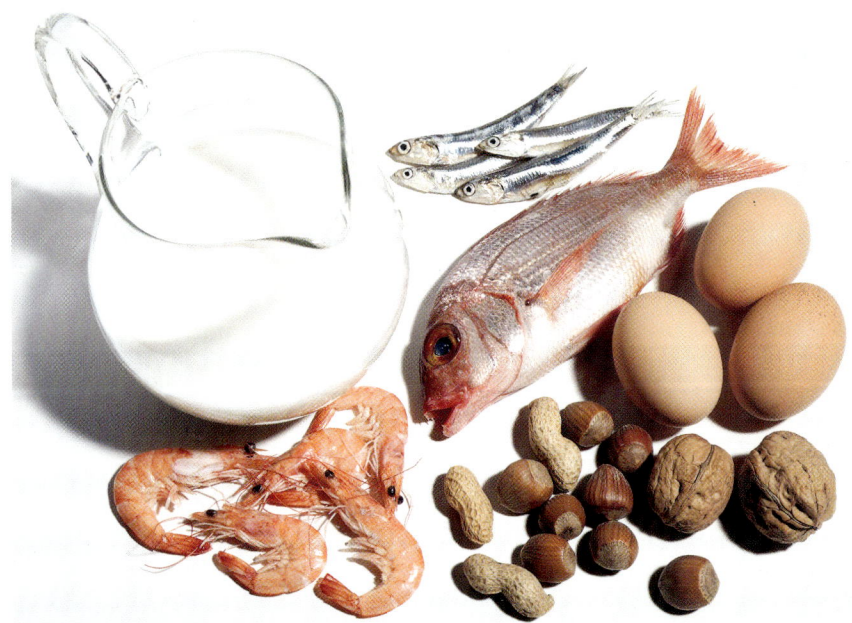

Diese Nahrungsmittel besitzen ein hohes Allergiepotenzial.

Milchgenuss auf höchstens 200 Milliliter pro Tag zu beschränken. Der Kalziumbedarf muss dann auf anderem Wege gedeckt werden. Ernährungsfragen können Sie mit Ihrem Arzt besprechen. Bei den meisten Krankenkassen gibt es kostenlose Informationsbroschüren zum Essverhalten der Mütter in der Stillzeit. Besonders wenn ein familiäres Allergie-Risiko vorliegt, sollte sechs Monate ausschließlich gestillt werden. Ab dem siebten Monat ist Beikost erlaubt. Allerdings sollte ein Lebensmittel nach dem anderen zugefüttert werden, denn Gläschen mit „Gemüseallerlei" machen es schwer, mögliche allergische Reaktionen im Nachhinein richtig zuzuordnen. Es gilt die Faustregel: Pro Woche nur ein neues Gemüse einführen. Günstig ist es, die Zahl der angebotenen Lebensmittel zu begrenzen. Starke Allergene wie Kuhmilch und Nüsse gehören im ersten Lebensjahr überhaupt nicht auf den Speiseplan, auch nicht bei risikofreien Kindern.

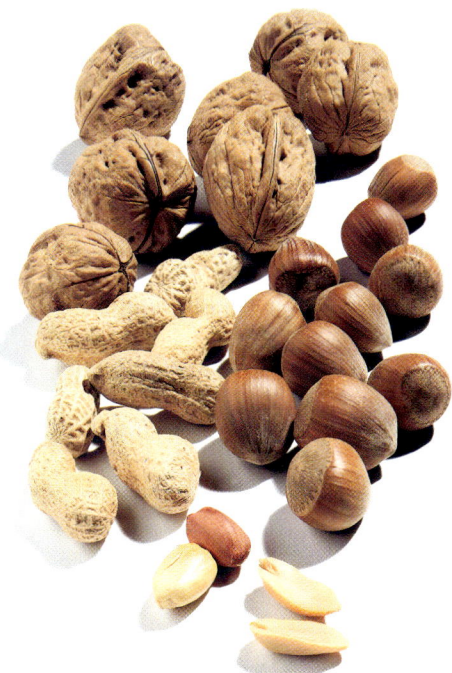

Das Deutsche Grüne Kreuz rät Frauen, in deren Familie bereits Heuschnupfen, Asthma, Ekzeme, Neurodermitis oder andere Allergien aufgetreten sind, keine Erdnüsse während der Schwangerschaft und Stillzeit zu essen. Zwar sind Allergien gegen Hasel- und Walnüsse derzeit noch verbreiteter als gegen Erdnüsse. Forscher beobachten allerdings eine dramatische Zunahme bei Erdnüssen. In der Schweiz beispielsweise ist der Anteil der durch Erdnüsse hervorgerufenen allergischen Reaktionen bei Nahrungsmittel-Allergikern innerhalb von zehn Jahren von 1,5 auf 12,5 Prozent gestiegen.

Auf der Basis von Casein oder Molke gibt es als Alternative zum Stillen so genannte HA – d.h. hypoallergene – Säuglingsnahrung. Sie enthält zwar Kuhmilch, aber nur in ungefährlicher Form. Die allergieauslösenden Eiweiße werden bei der Herstellung gespalten und damit „unschädlich" gemacht. Zurzeit wird in großen Studien erforscht, ob sich Allergien auch mit Hilfe von HA-Nahrung vermeiden lassen. Bisher liegen darüber noch keine genauen Erkenntnisse vor. Deshalb macht es zurzeit keinen Sinn, die HA-Nahrung auch Kindern ohne Allergierisiko zu geben. Bei einer nachgewiesenen Kuhmilchallergie stehen Produkte mit Soja, Reis oder Johannisbrotmehl zur Verfügung.

■ Gesunde Ernährung: Frisch soll sie sein

Eine ausgewogene, gesunde Ernährung trägt genauso wie ausreichende Bewegung, genügend Schlaf und regelmäßige Entspannung dazu bei, die Beschwerden einer Allergie deutlich zu verringern. Verzichten Sie deshalb möglichst auf alle Nahrungsmittel, die Zusatzstoffe enthalten. Dazu zählen Farb- und Aromastoffe sowie Geschmacksverstärker, beispielsweise Glutamat. Bevorzugen Sie frische Zutaten aus Ihrer Region – der Jahreszeit entsprechend. Auch damit senken Sie das Allergiepotenzial Ihres Essens. Außerdem enthalten frische Nahrungsmittel keine Konservierungsstoffe. Diese lösen häufig Allergien aus.

Frisch heißt aber nicht, dass nur noch Rohkost auf dem Speiseplan steht. Im Gegenteil: Vitamin schonendes Garen, am besten Dünsten oder Blanchieren, macht viele Lebensmittel bekömmlicher, denn Hitze schwächt die allergene Kraft deutlich ab.

Es ist sinnvoll, nicht zu sehr auf Vorrat zu kaufen. Denn oft sind Obst und Gemüse, aber besonders auch Backwaren, ohne sichtbare Zeichen schon von Schimmelpilzen befallen. Sie werden meist als Sporen eingeatmet und können auf Dauer den Körper für Allergien sensibilisieren. Meiden Sie außerdem Zucker in jeder Form, denn Zucker gehört zu den Nahrungsmitteln, die Allergien fördern.

Wohlklingende Namen, wie Saccharose, Maltose, Maltodextrin, Glukose, Fruktose, Apfeldicksaft, Honig etc. sind zwar kein Kristallzucker – insofern stimmt der Zusatz auf der Verpackung „kristallzuckerfrei" –, sie sind aber auch nicht besser. Gerade Kinder haben oft Appetit auf gesüßte Speisen. Bieten Sie Ihnen doch Folgendes an:

Wonnemüsli

Zum Frühstück eignet sich ein selbst gekochtes Apfelkompott mit etwas Honig und einem Teelöffel Öl aus ungesättigten Fettsäuren. Lassen Sie Ihre Müslimischung mit Milch – oder ersatzweise mit etwas Wasser – bei kleiner Hitze ca. fünf bis zehn Minuten quellen. Aber gut rühren, denn durch das Quellen brennt die Mischung schneller an. Zusammen mit dem Kompott aus süßen Äpfeln gibt das einen guten und nahrhaften Start für den Tag.

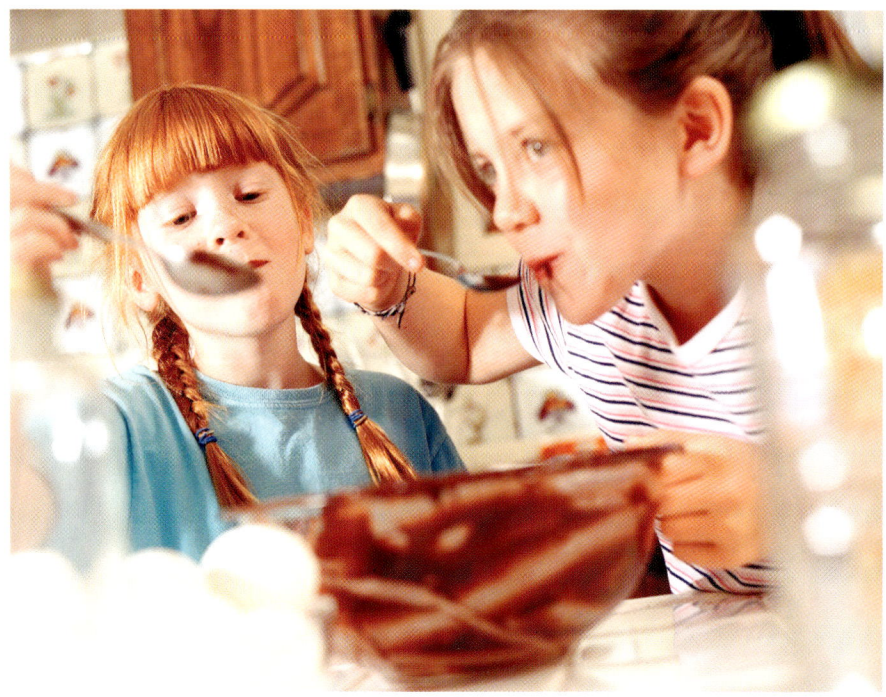

Kleinen Köchen schmeckt's besonders, wenn sie in der Küche mitmischen durften.

■ Nickelallergie beim Essen

Bei einer nachgewiesenen Nickelallergie müssen Sie nicht nur den Schmuck sorgfältig aussuchen, sondern auch auf Ihre Ernährung achten. Denn Nickel lagert sich besonders gut in Hülsenfrüchten, Blattgemüse wie Spinat, Nüssen und Wurst aus Innereien ab. Aber auch bei der Zubereitung von Essen kann es zum Kontakt mit Nickel kommen. Zum Beispiel bei der Salatsoße, wenn saurer Essig und nickelhaltiges Salatbesteck in Berührung kommen.

Noch ein Wort zur Ess-*Kultur* oder besser „*Un-Kultur*": das Brötchen zwischen Tür und Angel, Mittagessen unter Zeitdruck – diese Begleiterscheinungen unserer Termingesellschaft sind für alle Menschen ungesund, besonders aber für Allergiker. Unter Stress reagiert der Körper empfindlicher auf Allergene im Essen. Versuchen Sie, beim Essen eine entspannte Atmosphäre zu gestalten. Konflikte oder ernstere Gespräche sollten vor- oder nachher geführt werden. Gesunde Geschwister müssen die speziellen Gerichte der allergiekranken Kinder nicht mitessen. Andererseits sollten besonders leckere, aber allergieauslösende Nahrungsmittel nicht vor den Augen des kranken Kindes verspeist werden. Durch einen versöhnlichen Mittelweg tragen Sie dazu bei, die Beziehung von Geschwistern nicht unnötig zu belasten. Machen Sie doch den Brotaufstrich für das erkrankte Kind zu etwas Besonderem für alle! Kochen Sie gemeinsam, auch mit den speziellen Zutaten bei Allergien. Dann wird das „Diät-Essen" zum attraktiven Höhepunkt.

Weitere Informationen finden Sie unter:

www.nutrichild.de
www.naturkost.de/basics/kochen-und-kinder
www.simsalabio.de

MIT ALLEN SINNEN SPIELEN

Spielen gehört zu den elementaren Bedürfnissen eines Kindes. Bei Kindern mit Allergien ist das nicht anders. Gerade hier kann das selbstversunkene Spiel sogar entspannend wirken und damit der Allergie entgegenwirken. Es gilt also, den Kleinen den Alltag – trotz ihrer Erkrankung – im Spiel so unkompliziert und frei wie möglich zu gestalten. Natürlich haben Eltern viele Ängste, denn im alltäglichen Spiel lauern Risiken, die den Zustand einer Allergie sogar verschlimmern können. Wenn die Hände aufgekratzt sind, wie bei Neurodermitis, ist das Spielen mit Sand und Matsch tabu. Will man auf andere Spiele ausweichen, ist oft nicht viel gewonnen. Denn zahlreiche Spielsachen und Artikel aus dem Bastelbedarf enthalten Inhaltsstoffe, die allergische Reaktionen auslösen können. hobbythek möchte im folgenden Anregungen geben. Bei den Rezepturen haben wir natürlich auf unbedenkliche Stoffe geachtet, die wichtigsten Zutaten kommen deshalb aus der Küche.

■ Bastelspaß mit selbst gemachtem Klebstoff

Etliche Lebensmittel in unserer Küche stecken voller natürlicher Klebstoffe. Jeder, der schon mal den harten Kampf gegen festgeklebte Nudelreste oder Kartoffelpüree ausgefochten hat, kennt das. Der Grund ist die Stärke. Warum also diesen Effekt nicht einmal bewusst zum Spielen nutzen?

Kinder, die sich im Spiel ausleben können, können auch besser mit ihrer Erkrankung leben.

Stärkekleber	
40 g	Maisstärke
30 g	Zucker
120 ml	Wasser

Maisstärke und Zucker mit 20 Milliliter lauwarmem Wasser glatt rühren. Währenddessen die übrigen 100 Milliliter Wasser in einen passenden Glasbecher oder eine kleine Glasschüssel geben, in ein Wasserbad stellen und zum Kochen bringen. Dann den Stärkebrei hineingeben und solange rühren, bis die Stärke aufgequollen ist.
Der gesamte Vorgang dauert etwa drei bis fünf Minuten. Den Topf vom Herd ziehen und den Kleister in ein verschließbares Gefäß umfüllen, fertig. Der Klebstoff ist sofort einsatzbereit.

Maisstärke erhält man unter den Bezeichnungen „Rufin Feine Speisestärke", „Mondamin Feine Speisestärke" und „Remiga".

Tipp: Um den Klebstoff etwas geschmeidiger und die Handhabung damit angenehmer zu machen, zusätzlich fünf Gramm Glycerin einrühren, bevor der Topf vom Herd gezogen wird.
Beim Verkleben von Papier lassen sich so auch die typischen „Wellen" vermeiden. Kleber in ein flaches Gefäß füllen. Da er angenehm pastos ist, lässt er sich bequem mit einem festen Borstenpinsel oder völlig unkompliziert auch direkt mit einem Finger entnehmen und auftragen.
Der Klebstoff ist geruchsneutral. Wer eine leichte Duftnote bevorzugt, kann am Ende ein bis zwei Tropfen eines Aromaöles hinzugeben. Um Kinder nicht zum „Naschen"

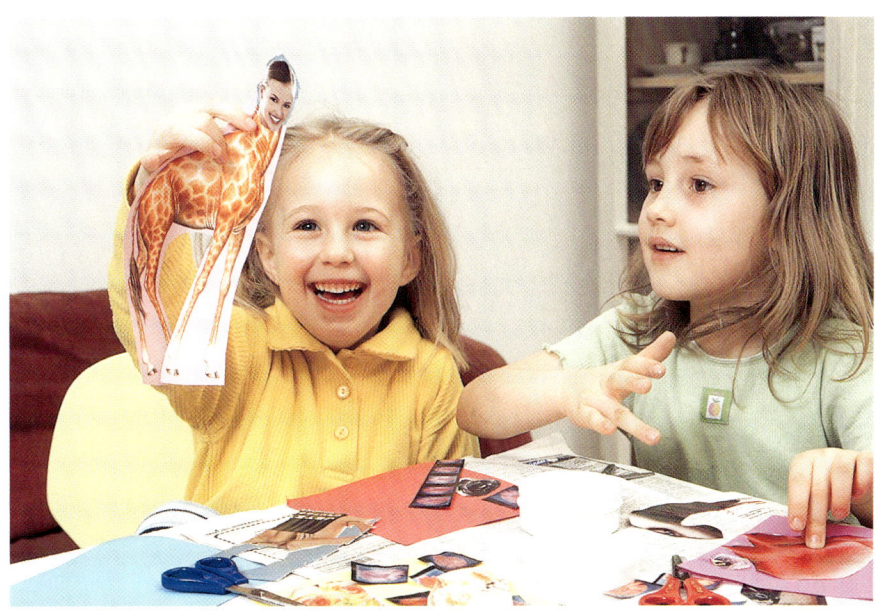

zu animieren, empfehlen wir Duftstoffe, die nicht an Lebensmittel erinnern, z. B. Lavendel-, Minze- oder Rosenöl.

Reinigung: Arbeitsutensilien, Behältnisse, Hände und Kleidung können problemlos mit Wasser und gegebenenfalls mit etwas Spülmittel oder Seife gereinigt werden. Selbst ausgehärtete Klebstoffreste, etwa in Kleidungsstücken, werden durch längeres Einweichen, z. B. durch einen normalen Waschvorgang, wieder gelöst.

Haltbarkeit: In Klebern auf Basis von natürlichen Stärken siedeln sich sehr rasch Keime an. Nach etwa einer Woche beginnt die Masse zu schimmeln und wird dann unbrauchbar. Deshalb sollten Sie den Klebstoff entweder für jede Bastelaktion frisch zubereiten oder einen Konservierungsstoff einarbeiten. Als Konservierungsstoff empfehlen wir Sorbinsäure, etwa eine Messerspitze. Sorbinsäure ist als Lebensmittelzusatzstoff zugelassen und damit als Klebstoffbestandteil vollkommen unbedenklich. Auch dann, wenn sich Ihre Kinder mal die Finger ablecken sollten.

Der konservierte Klebstoff ist viele Wochen oder gar Monate haltbar. Dennoch sollten unnötige Verkeimungen vermieden werden. Deshalb den Klebstoff möglichst nur mit einem Löffel aus dem Behälter nehmen, insbesondere wenn größere Mengen zubereitet wurden.

■ Bunte Klebstoff-Kraftpakete: Gummibärchen

Gummibärchen sind ausgezeichnete Klebstoff-Kraftpakete: gesundheitlich vollkommen unbedenklich, ökologisch unproblematisch und klebtechnisch betrachtet echte Alleskönner.

Sie bestehen vor allem aus Gelatine und Zucker, und das in einer idealen Mischung zum Kleben von allerlei Papieren, Pappen und Holz. Hinzu kommen noch ein paar Aromastoffe und Farbstoffe. Diese stören den Klebeprozess nicht, könnten aber bei dem einen oder anderen Kind die Begeisterung für angewandte Klebstofftechnologie entscheidend erhöhen.

Gummibärchen-Leim

10 Gummibärchen
etwas Wasser

Gummibärchen in ein hitzestabiles Gefäß geben und vorsichtig im Wasserbad erwärmen. Wie alle Gelatineleime verträgt auch der Bärchen-Kleber keine Temperaturen über 60 °C. Hat sich das Weingummi aufgelöst, so viel Wasser hinzugeben, bis der Leim die gewünschte Konsistenz hat. Nun lässt er sich wunderbar mit einem Pinsel auftragen.

Tipp: Ihrem Kind wird es besonderen Spaß bereiten, wenn Sie die Bärchen nach Farben sortieren. Sie erzielen dann keine braune Sauce, sondern einen schönen farbigen Klebstoff.

Gummibärchen-Leim klebt nach unserer Erfahrung ausgesprochen gut. Wir haben zwar keine Langzeitversuche durchgeführt, aber in Schnelltests steht er anderen Holzleimen in nichts nach. Papier hält sogar besser zusammen als mit sämtlichen anderen lösungsmittelfreien Klebstoffen, die uns während unserer gesamten Recherche untergekommen sind: Auch nach dem Kleben bleibt selbst gewöhnliches Schreibmaschinenpapier glatt. Von unschönen Wellen keine Spur.

Für Kinder, die gerne matschen, findet sich im Haushalt viel für kreative Stunden. Aus Mehl, Salz und Wasser lässt sich im Handumdrehen ein Salzteig zubereiten, der auch für die Kleinsten optimal geeignet ist. Denn wenn aus Versehen mal ein Stück in den Mund gesteckt wird, macht das gar nichts.

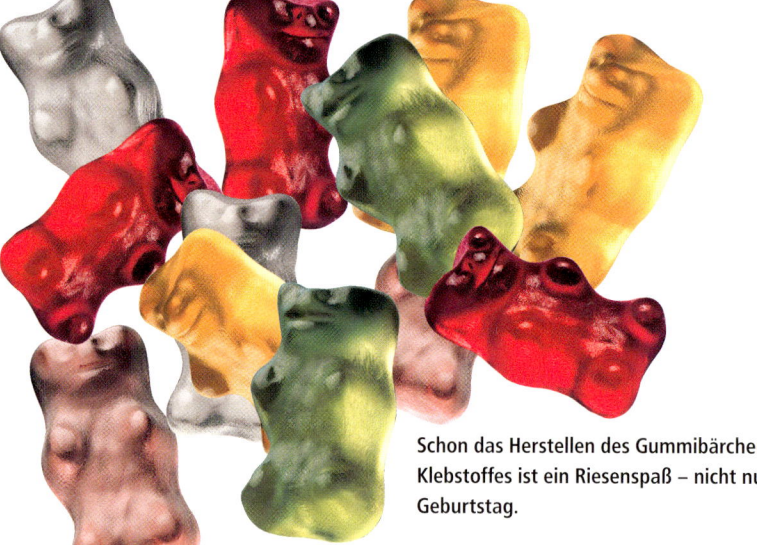

Schon das Herstellen des Gummibärchen-Klebstoffes ist ein Riesenspaß – nicht nur zum Geburtstag.

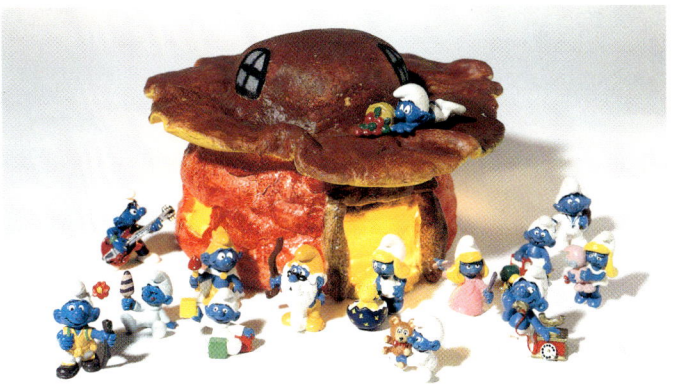

Mit Salzteig kann man matschen oder kleine Kunstwerke schaffen.

■ Knetmasse aus der Küche

Knete kann mit einfachsten Zutaten eigenhändig zubereitet werden. Als Mutter eines matsch- und spielfreudigen kleinen Mädchens weiß ich, Sabine Fricke, aus langjährigen „Kneterfahrungen": Selbst gemachte Knete ist gekaufter in jeder Hinsicht haushoch überlegen. Sie ist vollkommen unbedenklich, herrlich formbar, klebt nicht an den Fingern und macht keine Flecken:

Die Herstellung des Salzteigs ist denkbar einfach: Auf einen Teil Salz kommen zwei Teile Mehl und ein Teil Wasser, also zum Beispiel:

Salzteig für die Ewigkeit	
1 Tasse	Salz
1 Tasse	Wasser
2 Tassen	Mehl

Alle Zutaten zusammengeben und gut durchmischen.

Tipp: Um die Haltbarkeit der kleinen Kunstwerke zu verlängern, können zwei bis drei Teelöffel Kleister untergerührt werden. Der Kleister schließt die Poren und sorgt dafür, dass das Salz kein Wasser zieht und trocken bleibt.
Ansonsten gilt: Ist der Teig zu fest, fehlt Wasser, ist er zu klebrig, Mehl und wenn er zu wenig klebt, muss mehr Salz hinzugefügt werden.
Mit diesem Teig lässt sich alles Mögliche modellieren, zum Beispiel wunderschöne Utensilien für den Kaufmannsladen.

Die Backzeit hängt von der Größe bzw. Dicke der Gebilde ab. Bei kleineren Figuren reichen etwa ein bis zwei Stunden bei ca. 100 °C.
Anschließend lassen sie sich noch mit einfachen Wasserfarben bemalen. Mit einem Klarlack überstrichen hält die Farbe besser und glänzt sehr schön. Aber auch größere Kunstwerke sind machbar. Dann empfiehlt es sich allerdings, in Schichten zu arbeiten.

Knetmasse	
400 g	Mehl
200 g	Salz
3 EL	Speiseöl
200 ml	Wasser
Lebensmittel- oder Ostereierfarbe	

Zunächst Mehl und Salz in einer großen Schüssel vermischen. Das Wasser zum Kochen bringen, Öl und Farbe dazugeben und anschließend in das Mehl einrühren.

Sinnliche Erfahrungen wirken heilsam auf die Psyche eines Kindes.

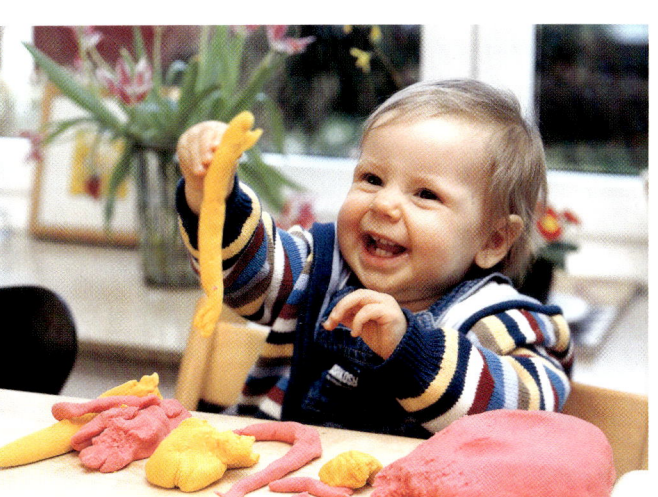

Ist die Knetmasse zu trocken, kann man noch etwas Öl hinzufügen.

Das Färben mit Lebensmittelfarbe geht sehr einfach, allerdings ist diese auch recht teuer. Billiger und ebenso gut färbt Ostereierfarbe, leider ist sie nicht das ganze Jahr erhältlich. Am besten, Sie legen sich nächste Ostern einen Vorrat an.

In einer Plastiktüte oder Frischhaltedose aufbewahrt hält die Knete mehrere Monate. Irgendwann wird das Öl ranzig. Wer an der Masse schnuppert, merkt schnell, ob der Zeitpunkt gekommen ist, neue zuzubereiten.

■ Sinnliche Erfahrungen trotz Allergie

An einem warmen Tag im Frühjahr, wenn der Blütenpollen hochaktiv ist oder wenn die Langeweile groß ist, bauen Sie doch für Ihre Kinder eine *Sinnesstraße*!

Der Boden kann zum Beispiel aus Teppichfliesen bestehen, die Sie in jedem Baumarkt bekommen. Sie sollten verschiedenfarbige Teppichstücke unterschiedlicher Fühlqualität wählen – von Sisal bis Flokati – und auf eine rutschfeste Unterseite achten. Oder noch einfacher: Legen Sie Ihre Wolldecken, Fußabtreter und Handtücher so, dass ein abwechslungsreicher **Parcours** entsteht. Übrigens, Steinfußboden, Holz oder Linoleum passen auch dazu.

Fühlkisten mit verschiedenen Materialien für nackte Füße oder Hände – die Augen bleiben natürlich zu – sind noch spannender. Hier werden die Spaziergänger der Sinnesstraße vorsichtig durchgeführt. Legen Sie am besten eine Folie unter, dann dürfen auch Materialien wie Sand oder Blätter in die Kisten. Schön sind zum Beispiel Kastanien, Kirschkerne, Watte und geknülltes Zeitungspapier – oder alles andere, was gut vertragen wird. Eine lustige Überraschung ist auch eine Plastikschüssel mit Wasser …

Für die sinnliche **Geisterbahn** brauchen Sie etwas Vorbereitung: Spannen Sie ein oder mehrere dünne Seile. Daran werden jetzt verschiedene Elemente gehängt, so dass ein richtiger Gang entsteht, der innen gefüllt ist. Tücher aller Art, Glöckchen, saubere und trockene Schwämme – suchen Sie Gegenstände aus, die sanft berühren und leicht sind. Auch hier ist es am schönsten, mit geschlossenen Augen an der Hand hindurch geführt zu werden. Probieren Sie doch zusätzlich einmal aus, wie sich Ihre Geisterbahn mit einem Föhn in Bewegung bringen lässt und wie es sich dann anfühlt, hindurchzugehen!

Es gibt noch viele weitere Möglichkeiten, Ihre Sinnesstraße zu erweitern. Die Fantasie und der Spaß daran sind entscheidend. Matratzen auf der Erde, Stühle zum Durchkriechen, selbst gemachte Brotsorten zum Schmecken, verschieden dicke Seile zum Balancieren. Ein schöner Abschluss ist die **Ecke von Tausend und einer Nacht:** also schummrige Beleuchtung und eine kleine Höhle mit vielen Kissen und Decken zum Ausruhen, vielleicht ein Lied oder eine Geschichte hören oder einfach kuscheln.

Die Idee der Sinnesstraße lässt sich auch im **Garten** oder auf dem Spielplatz verwirklichen. Hier gibt es seit einiger Zeit Patenschaften für Spielplätze. Der Pate oder die Patin können Einfluss nehmen auf die Gestaltung des Platzes, beispielsweise durch einen Pfad für die Sinne aus:

> **Kleinen Kieseln**
> **Rindenmulch**
> **Rasen**
> **Sand**
> **Pflastersteine**
> **Holzbrett**
> **Kleine Hügel oder Täler**

Kleiner Tipp: Ganz besonders dekorativ wird das Ganze, wenn Sie es optisch schön anordnen, etwa in Kreis- oder Spiralform.

URLAUB VON DER ALLERGIE

Vor allem für Pollenallergiker sind Ferien eine gute Chance, den Pollen zu Hause zu entfliehen. Die richtige Urlaubszeit ist dabei natürlich ihre ganz persönliche „Allergiehauptsaison". Hasel- und Erlenallergiker müssen dazu beispielsweise schon im Februar oder März die Koffer packen. Wen Gräser- oder Roggenpollen plagen, verreist dagegen am besten zwischen Mai und August. Bei der Terminplanung hilft der heimische Pollenflugkalender. Wer seinen Urlaub so richtig genießen will, muss unbedingt für Pollenfreiheit am Urlaubsort sorgen. Dazu empfiehlt sich ein Blick auf internationale Pollenflugdaten, die im

Internet abgerufen werden können. www.cat.at/pollen/. Generell gilt: Je weiter man nach Süden reist, desto früher fliegen die Pollen. Die Differenz kann bis zu zwei Monate betragen. Es empfiehlt sich außerdem, regionale Besonderheiten zu beachten. So gibt es beispielsweise in Südwesteuropa oder auf den Kanarischen Inseln kaum Birkenpollen, in Skandinavien sind die Belastungen dagegen extrem hoch. Und Fans der Mittelmeerländer sollten bedenken, dass Olivenpollen ähnliche Allergene enthalten wie Eschenpollen.

Auf der sicheren Seite ist in der Regel, wer ins Hochgebirge über 2000 Meter oder an die See reist. Im Hochgebirge, wie den Alpen, kann die Konzentration von Gräserpollen für kurze Zeit zwar relativ hoch sein; ab Juli jedoch ist die Gefahr gebannt. An der deutschen Küste sind die Nordseeinseln relativ allergenarm. Bei den friesischen Inseln hängt die Belastung dagegen von der Windrichtung ab: Kommt der Wind vom Land werden Pollen vom Festland herangeweht.

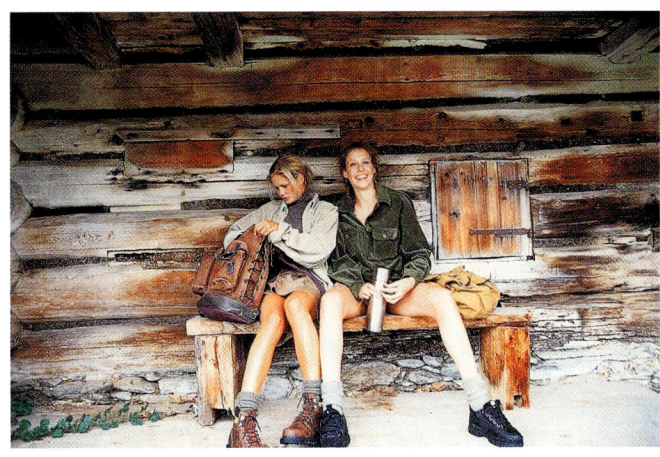

„allergie alpin" – Geprüfte Unterkünfte für Allergiker

In Österreich haben sich gut zwei Dutzend Pensionen und Hotels zu dem Projekt „allergie alpin" zusammengeschlossen. Sie bieten speziell für Allergiker geeignete Unterkünfte. Alle Betriebe liegen mindestens 1500 Meter hoch und sind von Mitarbeitern der Universität Innsbruck auf Milben- und Schimmelpilzbefall untersucht worden. Außerdem muss jedes Mitglied eine Pollenfalle einsetzen und die Daten wöchentlich im Internet veröffentlichen. Spezielle Bedürfnisse aufgrund von Nahrungsmittelallergien werden bei der Verpflegung berücksichtigt; manche der Hotels sind auch für Tierhaarallergiker geeignet. In Deutschland arbeitet das Projekt mit dem Deutschen Allergie- und Asthmabund (DAAB) zusammen. Die Kriterien, die ein Betrieb erfüllen muss, um bei „allergie alpin" mitmachen zu können, wurden mit dem DAAB sowie mit deutschen und österreichischen Ärzten entwickelt.
Informationen unter www.allergiealpin.info, info@allergiealpin.info oder bei Josef Kirchmair c/o Touristikberatung Metzler, Heiliggeiststr. 16, A-6020 Innsbruck, Tel. 0043-53 59-9 05 90-15 80, Fax 0043-5 12-58 32 24.

Hausstauballergiker sollten möglichst oberhalb 1500 Meter Urlaub machen. Dort ist das Klima nämlich ausgesprochen milbenfeindlich – Hotels und Ferienwohnungen sind also automatisch milbenfrei. In anderen Regionen lohnt es sich, nach speziellen Allergikerzimmern zu fragen. Diese sollten unter anderem mit leicht zu reinigenden Parkett- statt Teppichböden ausgestattet sein.

Nahrungsmittelallergiker wissen zwar möglicherweise, was sie nicht vertragen. Gerade in fremden Ländern kann es aber schwierig sein, Zutaten wie Milch oder Ei in einer Mahlzeit zu erkennen. In Absprache mit dem Arzt lohnt es sich deshalb unter Umständen, Notfallmedikamente mit auf die Reise zu nehmen. Dies gilt auch für Insektengiftallergiker. Gerade hier empfiehlt es sich außerdem, einen Reisebegleiter auf den Ernstfall der Ersten Hilfe vorzubereiten. Einen europäischen Notfallausweis in mehreren Sprachen bekommt man beim Deutschen Bundesverlag, Postfach 120380, 53045 Bonn ,Tel. 0228-3 82 08 - 20/33 oder 37, Fax 0228-3 82 08 - 51 E-Mail: vertriebbonn@bundesanzeiger.de.

Urlaub von der Allergie – möglich und hilfreich.

ALLERGIEN ALS LEBENSBEDROHUNG

In seltenen Fällen reagiert der Körper auf einen speziellen Allergiereiz sehr extrem. Es werden massenhaft Botenstoffe ausgeschüttet, die den ganzen Körper in Alarm versetzen. Je nach Heftigkeit kann es auch zum lebensbedrohlichen Schock oder sogar zum Kreislaufstillstand kommen. Zu den wichtigsten, natürlichen Auslösern gehören Insektengifte und Nahrungsmittel: Nüsse, Fische, Schalentiere, Eier und sogar Milchprodukte fordern das Immunsystem bei entsprechender Veranlagung besonders. Heftige Reaktionen können ebenso durch Medikamente verursacht werden. Im Vordergrund steht das Antibiotikum Penicillin und seine Abkömmlinge. Aber auch andere Antibiotika, Schmerz- und Schlafmittel haben bereits Allergien ausgelöst.

Meist kommt es innerhalb weniger Minuten zu den typischen Beschwerden: Die Haut beginnt zu jucken und antwortet auf den Reiz mit Rötung und Quaddeln. Nur im Stadium 0 ist die Reaktion auf eine Körperstelle begrenzt. Ab Stadium 1 steigern sich die Beschwerden an der Haut: Quaddeln, Juckreiz und flächenhafte Rötung treten am ganzen Körper auf. Zusätzlich bildet sich vermehrt Sekret: Die Nase tropft, die Augen können tränen und die Stimme ist belegt. Wenn außerdem Übelkeit, Luftnot, Engegefühl in der Brust und Herzrasen auftreten, sind das Zeichen eines ernsten Schocks, der bis zum völligen Zusammenbruch, dem Stadium 3, führen kann. Dann gilt es, sofort den Allergiereiz zu stoppen und Ruhe zu bewahren. Solange bis der Arzt eintrifft, sollte der Betroffene bequem liegen – ein Kissen unter dem Kopf und

die Beine erhöht. Diese Haltung wirkt dem Schock entgegen. Bei Bewusstlosigkeit ist natürlich die stabile Seitenlage (siehe unten) nötig, damit die Atmung ungehindert funktionieren kann. Die ärztliche Notfallbehandlung besteht darin, das Immunsystem durch antiallergische Medikamente (Antihistaminika) und Kortison zu bremsen. Bei bedrohlichen Zuständen wird Adrenalin gespritzt, um den Kreislauf wieder in Gang zu bringen.

■ Notfallset für den Ernstfall

Leider ist nicht immer ein Arzt in der Nähe. Menschen, die beispielsweise auf Bienengift oder Nüsse hochsensibel reagieren, sollten sich mit einem Notfallset ausrüsten. Gerade bei Nahrungsmittelallergien besteht die Gefahr, dass die Auslöser unbemerkt verzehrt werden.

Die stabile Seitenlage

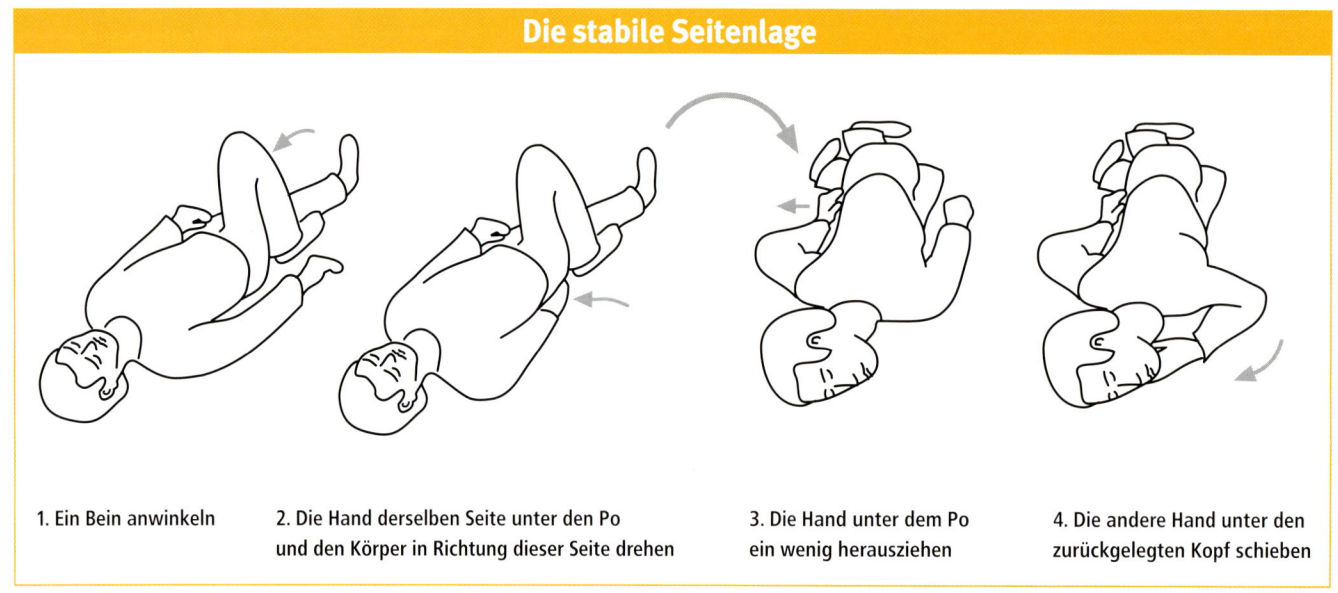

1. Ein Bein anwinkeln

2. Die Hand derselben Seite unter den Po und den Körper in Richtung dieser Seite drehen

3. Die Hand unter dem Po ein wenig herausziehen

4. Die andere Hand unter den zurückgelegten Kopf schieben

Das Notfallset enthält meist sogar eine Einmalspritze Adrenalin. Sie kann bei Bedarf in den Beinmuskel injiziert werden. Trotzdem muss sich der Patient anschließend ärztlich überwachen lassen. Es gibt auch allergische Spätreaktionen, die mit einer Verzögerung bis zu 24 Stunden auftreten können. In jedem Fall sollten Menschen, die bereits einen allergischen Schock hatten, ihre Umwelt lieber einmal zuviel darüber informieren, welche Substanz für sie besonders gefährlich ist.

■ Mehr als nur ein Insektenstich …

Eine summende Biene über dem Honigbrot – das löst bei vielen Menschen panikartige Reaktionen aus. Dabei verläuft ein Insektenstich in der Regel völlig harmlos. Bei einem kleinen Teil der Bevölkerung kommt es allerdings zu einer ausgeprägten Schwellung, die länger als 24 Stunden anhält. Mediziner nennen dies eine „lokal allergische Reaktion". Das enzym- und eiweißhaltige Insektengift gelangt wie bei einer Spritze in den Körper. Zu diesen so genannten „Injektionsallergenen" gehört in erster Linie das Bienen- und das Wespengift. Hummeln und Hornissenallergien sind extrem selten. Zum klassischen allergischen

Schock kommt es nur bei ein bis fünf Prozent der Menschen. Sie sollten ganz besonders darauf achten, alles zu vermeiden, was Insekten anlocken könnte. Picknick im Freien und betörende Parfüme sind dann genauso tabu wie im Sommer barfuß zu laufen. Gute Dienste leistet Insektenfolie, die Sie vor die Fenster spannen. Sie schützt vor unbemerkten Besuchern beim Lüften. Das Notfallset für Allergiker (siehe *Seite 86*) sollte im Sommer immer in der Nähe sein. Legen Sie außerdem ein Kühlkissen – zum Beispiel aus Gel – ins Gefrierfach. Im Notfall kann es dann sofort eingesetzt werden. Für Allergiker wichtig zu wissen: Rheumamittel oder auch Salben enthalten Bienengift als Wirksubstanz. Da heißt es, vor dem Gebrauch den Beipackzettel gründlich lesen. Mit einer so genannten „Hyposensibilisierung" (siehe *Seite 18*) können Allergiepatienten ihren Körper gegen Insektengift unempfindlicher machen. Diese Behandlung wird von Ärzten mit der Fachrichtung Allergologie durchgeführt.

Kühlendes Gel zur Behandlung von Insektenstichen

15 Tr.	Teebaumöl
1 Tr.	Strohblumenöl (Immortelle)
2,5 ml	Pfefferminzöl
10 ml	Hamameliswasser
1,5 ml	LV 41
2,5 ml	Xanthan
30 ml	dest. Wasser

Die Öle mit dem Emulgator LV 41 verrühren, den Gelbildner Xanthan aufstreuen und mischen, bis die Masse klümpchenfrei ist. Dann das Wasser und das Hamameliswasser hinzufügen.

Das im Kühlschrank gelagerte Gel so schnell wie möglich nach dem Insektenstich auf die Einstichstelle auftragen. Ein kleiner Tropfen genügt.

Das Gel bewirkt eine rasche Abschwellung und vermag eine allergische Hautreaktion zu verringern. Dennoch sollte – gerade wegen der Allergiegefahr gegen das Insektengift – in jedem Fall ein Arzt aufgesucht werden.

Übrigens: Der Geruch einer mit Nelken gespickten Zitronenscheibe hält Bienen und Wespen meist in einem Umkreis von etwa einem Meter fern. Probieren Sie's aus – es wirkt!

Register

Abhusten 39
Adrenalinpräparat 64
aktives Kranksein 67
Akupressur bei Asthma 75
  bei Pollenallergie 75
Akupunktur 73, *73*
Allergen 10
  Vermeidung 17
„allergie alpin" 85
Allergie als Lebensbedrohung 86
Allergiehäufigkeit 9, *12*
Allergie-Gedächtnis 68
Allergiepotenzial von Nahrungs-
  mitteln 78
Allergieschwelle 70
Allergietagebuch 22, 64
Allergietests 22 f.
  Epikutan-Test (Läppchen-Test) 23
  Intracutan-Test 23
  Prick-Prick-Test 23
  Prick-Test 23
  Provokationstest 24
  RAST (Radio-Allergo-Sorbent-
  Test) 22
  Reib-Test 23
  Scratch-Test 23
  Allergietest für zu Hause 24
Allergietypen 12
  Typ-1-Allergie (Sofort-Typ-Aller-
  gie) 12
  Typ-II-Allergie 12
  Typ-III-Allergie 13
  Typ-IV-Allergie 13
Antihistaminika 21, 28
Aromatherapie 30
  bei Asthma 41
Arztbesuch, Checkliste 21

Asthma 31 ff.
  Akupressur 75
  Auslöser 32
  Medikamente 33
  Sport 76
  Tee 39
  Therapie 36
Asthma bronchiale 74
Atemerleichterung,
  Körperstellungen 35
Atemgymnastik 36
Atemwege *32*
Atopie-Syndrom 10
Augen, geschwollene 30
Augenlider, geschwollene 30
  Augenwasser gegen 30
Autoimmunerkrankung 11
Auto-Pollenfilter 43

Babymassage 71 ff.
Bakterien, probiotische 12
Bandwurm 11
Beugeekzeme 47
Bindehautentzündung 28
Birkenfeige 26
Blackley, Charles 8
blauer Engel *15*
Bonbons 30
Borretschöl 55
bronchienerweiternde Medika-
  mente 33
Brot, flüssiges 57
Brotgetränk 58
Brustwickel 39

Dermographismus, weißer 48
Deutscher Wetterdienst 27
Dickmilch-Grundrezept 61
Dosier-Aerosole 33

Eigenverantwortung 67 f.
Elidel Creme 49
Eltern allergiekranker Kinder 66 f.
Entzündungshemmer 28, 33
Epikutan-Test (Läppchen-Test) 23
Erdnüsse 79
Ernährung, gesunde 79 ff.

Farbtherapie 54 f.
Ficus benjamina 26
Flüssiges Brot 57
Formaldehyd 15
  Grenzwert *15*
  Schnelltest 15
Fühlkisten 84
Fujita, Koichiro 11

Gamma-Linolensäure (GLS) 55
Gel gegen Insektenstiche 87
Gentechnik 63
Gesundheitstraining 69
geschwollene Augenlider 30
Gummibärchen-Leim 82

Harnstoff 53
HA-Säuglingsnahrung 79
Hausstauballergiker 85
Hausstaubmilbe 10, 14
Haustiere 10, *14*
Hautallergien 45 ff.
Hautmodell 53 f.
Hautöl 31

Heildampf-Inhalatoren 41
Heuschnupfen 25 ff.
  Akupressur 75
  Auslöser 26
  Medikamente gegen 28
  Sport 75
Hippokrates 8
Histamin 26, 32, 49
  Wirkung *49*
Holzschutzmittel 15
Honig 19
Hydrolate 30
Hygiene 12
Hyposensibilisierung 8, 18
  Honigkur 19 f.

Immunsystem 11, 48
Impfen bei Allergie 19
Inhalationen 40
Inhalationshilfe, improvisierte 34
Insektenstich 87
Intracutan-Test 23
ISAAC-Studie 9

Joghurt-Bereiter 60
Joghurt-Grundrezept 60
Juckreiz 49, 51
  Auslöser 49

Kälte 51
Känguruhen 73
Katzenhaare *32*
Klangkissen der hobbythek 69 f.
Klebstoff 81
Kleidung, hautfreundliche 49
Klopfmassage 38

Kneipp-Kuren 77
Knetmasse 83
Knieguss 77
Kontaktallergie 10, 13, 46
Kontaktdermatitis 46
Kortikoide 28, 33
Kortison 21
Kranksein, aktiv 67
Kratzklötzchen 52
Kreuzallergie *10*, 11, 63

LaBiDa-Joghurtkultur 60
lebensbedrohliche Allergie 86
Lebensmittelallergie 10
Lebensqualität 8, 25, 66
Leukotrienantagonisten 33
Lichenifikation 47
Lippenbremse 34
Luftschadstoffe 15
Lungenfunktion 32, 37

Mastzellenstabilisatoren 20, 28, 33
Medikamente 20 f.
    Mastzellenstabilisatoren 20, 28, 33
    Antihistaminika 21, 28
    Kortison 21
Metschnikoff, Ilja 59
Milbenschutz 43
Milbenspray 44
Milchsäurebakterien 56
    probiotische 59
Milchschorf 47
Musik 69

Nahrungsmittel, Allergiepotenzial 78
Nahrungsmittelallergien 62 ff.
    Symptome 62
    Ursachen 63

Nasendusche 29
Nasensalbe 29
Nasentropfen 29
Naturheilkunde bei Asthma 39
Neurodermitis 46 f.
    Sport 76
Nickelallergie 50
    beim Essen 80
NLP (Neurolinguistisches Programmieren) 69
Notfallset 86

Ölbad 52
    spreitende Ölbäder 53
Orales Allergie-Syndrom 63
Ozonwerte 76

Peak-Flow-Meter 37
    Messung 38
    Protokoll *38*
Pfeife zu selberbauen 37
Pflegecreme ht 53
Pflegefettstift 29
Pollen 10, 14
Pollenallergie *siehe* Heuschnupfen
Pollenfalle 8, *9*
Pollenfilter 43
    Auto-Pollenfilter *43*
Pollenflug 27, 85
Pollenflugkalender *27*
Pollenschutz 42
Pollenschutzgitter 42 f., *42*
Pollensorte 26
Prick-Prick-Test 23
Prick-Test 23
ProBiDa-Quarkkultur 60
Probiotische Bakterien 12
Probiotische Milchsäurebakterien 59
Probiotisches Sauerkraut 61

Protopic Salbe 49
Provokationstest 24
Pseudo-Allergie 13, 62
    und Lebensmittel 13
Psyche 16
    Kinder 17
Psychoneuroimmunologie 16, 66

Qigong 73 ff.
    Adressen 75
    Übungen 74
Quark-Grundrezept 61
Quarkwickel 39

RAST (Radio-Allergo-Sorbent-Test) 22
Rauchen 14
RC-Cornet *40*
Reib-Test 23
Ruheoasen für die Familie 70

Salzbad 51
Salzdampfbad 40
Salzteig 83
Sauerkraut 56
    probiotisches 61
    Rezepte 56 f.
Säuglingsernährung 78 f.
Säureschutzmantel der Haut 48
Schafwolle 16
Schafwollvlies 16, *16*
Schleimhaut *26*
    abschwellende Mittel 28
Schleimlöser 38
Schleimlöser der hobbythek 40
Schmuddeltheorie 11
Schwimmen *76*
Scratch-Test 23
Selbstvertrauen 66
Sensibilisierung 11

Singen 37
Sinnesstraße 84
SOS-Armband 64
Spielen 81 ff.
Sport 75 f.
Stabile Seitenlage *86*
Stärkekleber 81
Staubsauger 44
    Tipps zum Saugen 45
Stillzeit 79

Tautreten 77
Tee-Umschlag bei Ekzemen 54
Traditionelle Chinesische Medizin (TCM) 73, 75
Typ-1-Allergie 12, 26, 32
Typ-II-Allergie 12
Typ-III-Allergie 13
Typ-IV-Allergie 13

Umweltambulanzen 15
Umweltverschmutzung 14
Urin 53
Urlaubsgebiete für Allergiker 84

Vererbung 10
von Pirquet, Clemens 8
VRP1-Flutter *40*

Wasserstaubsauger 45
Wassertreten 77
Wechselarmbad 77
weißer Dermographismus 48
Wohnort 9
Wolfshohl, Prof. Ernst Otto 37
Wollfaser *50*
Wonnemüsli 80

Zwerchfellatmung 34

**Allergie- Dokumentations-
und Informationszentrum (ADIZ)**
Burgstraße 12, 33175 Bad Lippspringe
Tel.: 05252-95 45 00 (Information)
Tel.: 05252-95 45 02 (Sekretariat)
Fax: 05252-95 45 01
www.adiz.de
adizf@aol.com

**Arbeitsgemeinschaft Allergiekrankes
Kind e.V. (AAK)
Hilfe für Kinder mit Asthma, Ekzem
oder Heuschnupfen – (AAK) e.V.
mildtätiger Verein**
Nassaustraße 32, 35745 Herborn
Tel.: 02772-92 87 -0
Fax: 02772-92 87 -48
www.aak.de
aak-ev@t-online.de

**GSF – Forschungszentrum für Umwelt,
Gesundheit, GmbH**
Ingolstädter Landstraße 1, 85764 Neuherberg
Tel.: 089-31 87 -0
Fax: 089-31 87 –33 22
www.gsf.de

**Bundesverband Neurodermitiskranker
in Deutschland e.V.**
Selbsthilfeorganisation für Neurodermitis-,
Asthma und Allergiekranke
Oberstraße 171, Postfach 1165
56154 Boppard
Tel.: 06742-25 98
Fax: 06742-27 95
www.neurodermitis.net
info@neurodermitis.net
Bvneuro@aol.com

Deutsche Atemwegsliga e.V.
Burgstraße 12, 33175 Bad Lippspringe
Te.: 05252-95 45 05
Fax: 05252-95 45 06
www.atemwegsliga.de
koordination@atemwegsliga.de

**Deutsche Gesellschaft
für Ernährung e.V. (DGE)**
Godesberger Allee 18, 53175 Bonn
Tel.: 0228-3 77 66 00
Fax: 0228-3 77 68 00
www.dge.de
webmaster@dge.de

Deutsche Haut- und Allergiehilfe e.V.
Gotenstraße 164, 53175 Bonn
Tel.: 0228-3 67 91 -0
Fax: 0228-3 67 91 -90
bv-dha@t-online.de

**Deutscher Allergie-
und Asthmabund e.V.**
Hindenburgstraße 110,
41061 Mönchengladbach
Tel.: 02161-81 49 40
Fax: 02161-8 14 94 30
Beratungstelefon: 02161-1 02 07
www.daab.de
info@daab.de

Deutscher Neurodermitiker Bund e.V.
Spaldingstraße 210, 20097 Hamburg
Tel.: 040-23 08 10
Fax: 040-23 10 08
www.dnb-ev.de
info@dnb-ev.de

**Stiftung Deutscher
Polleninformationsdienst**
Burgstraße 12, 33175 Bad Lippspringe
Tel.: 05252-93 12 03
Fax: 05252-95 45 01
www.adiz.de
pollenstiftung@t-online.de
Pollenansage bundesweit (gebührenpflichtig) Tel.: 0190-11 54 80
■ Seit 1989 kann die aktuelle Pollenflugvorhersage telefonisch abgerufen werden.
■ Internetbenutzern ist sie ebenfalls zugänglich.
■ Pollenflugkalender, Broschüren über die Entstehung des Pollenschnupfens und des Pollenasthmas sowie weitere Informationsmaterial stehen Betroffenen und Interessierten zur Verfügung.

A NATURA – Sanfte Kosmetik zum Selbermachen, 85049 Ingolstadt, Sauerstr. 9, Tel. 0841-33711, Fax 0841-33781, E-Mail: info@anatura.de, www.anatura.de.

BIOSHOP, 53840 Troisdorf, Kölner Str. 36a, Tel. 02241-978091, Fax 02203-593065.

*BRENNESSEL, 80799 München, Türkenstr. 60, Tel. 089-280303.

*COLIMEX-ZENTRALE, 50996 Köln, Ringstr. 46, Tel. 0221-352072, Fax 0221-352071; Auslieferungsläden: 32312 Lübbecke, Lange Str. 1, Stern-Apotheke, Tel. 05741-7707, Fax 05741-310887; 33102 Paderborn, Bahnhofstr. 18, St.-Christophorus-Drogerie, Tel. 05251-105213, Fax 05251-105252; 38300 Wolfenbüttel, Lange Herzogstr. 13, Tel. 05331-298370, Fax 05331-298570; 42105 Wuppertal, Karlsplatz 3, In der Rathausgalerie, Tel./Fax 0202-443988; 42853 Remscheid, Alleestr. 74, Allee-Center, Tel./Fax 02191-927963; 50171 Kerpen, Philipp-Schneider-Str. 2-6, Kaufhalle-Center, Tel./Fax 02237-922352; 50226 Frechen, Hauptstr. 99-103, Marktpassage, Tel./Fax 02234-274770; 50354 Hürth, Theresienhöhe, EKZ-Hürth/Arkaden, Tel./Fax 02233-708538; 50667 Köln, Schildergasse, in „Emotions", Tel./Fax 0221-2580862; 50858 Köln-Weiden, Aachener Str. 1253, Rhein-Center Köln-Weiden , Tel./Fax 02234-709266; 51373 Leverkusen, Friedrich-Ebert-Platz 9; 51465 Bergisch Gladbach, Richard-Zanders-Str., Kaufhalle, Tel./Fax 02202-43103; 51643 Gummersbach, Wilhelmstr. 7, Vollkorn Naturwarenhandel, Tel. 02261-64784; 52062 Aachen, „Lust for Life", Komphausbadstr. 10, Tel./Fax 0241-4013033; 53111 Bonn, Brüdergasse 4, Tel./Fax 0228-659698; 53721 Siegburg, Am Brauhof 4, Tel./Fax 02241-591160; 53797 Lohmar, Breidtersteegsmühle, Broich & Weber, Tel. 02246-4245, Fax 02246-16418; 56068 Koblenz, Hohenfelder Str. 22, Löhr-Center-Koblenz, Tel./Fax 0261-1004890; 57462 Olpe, Bruchstr. 13, Valentin-Apotheke, Tel./Fax 02761-5190; 63739 Aschaffenburg, Steingasse 37, Colimex/Cleopatra, Tel. 06021-26464; 94032 Passau, Am Schanzl 10, Turm-Apotheke, Tel. 0851-33377, Fax 0851-32109; 95444 Bayreuth, Luitpoldplatz 3, Ars Vivendi – Lebenskunst in der Schloßgalerie, Tel. 0921-5169302, Fax 0921-5169303.

*COSMEDA, 41460 Neuss, Neumarkt 4, Tel. 02131-277212; 46535 Dinslaken, Altmarkt 17, Tel. 02064-15178; 40668 Meerbusch, Gonellastr. 13, Tel. 02150-6625; 47495 Rheinberg, Römerstr. 16, Tel. 02843-6116; 47198 Duisburg, Augustastr. 31, Tel. 02066-55104.

*DR. THORN'S NATURSHOP, 90402 Nürnberg, Krebsgasse 7

*DUFT & SCHÖNHEIT, 80331 München, Sendlinger Str. 46, Tel. 089-2608259.

EINHORN Drogerie, Irmgard Huber, Theresienplatz 20, 94315 Straubing

*JANSON, Dr. Klaus Schop, 76133 Karlsruhe, Kaiserpassage 16, Tel. 0721-26410, Fax 0721-27780.

*KNACK-PUNKT, 73230 Kirchheim, Alleenstr. 87, Tel./Fax 07021-41726; 27472 Cuxhaven, Präsident-Herwig-Str. 40, Tel. 04721-62820.

*KORNBLUME, 97440 Werneck/Zeuzleben, Zehntstr. 14, Tel. 09722-9480169, Fax 09722-6798; www.kornblume.biz.

*KOSMETIK-BAZARE: Interessengemeinschaft der Kosmetik-Bazare e.V., 28203 Bremen, Ostertorsteinweg 25-26, Tel. 0421-701699, Fax 0421-75531; 30159 Hannover, Knochenhauer Str. 6, Tel. 0511-326236, Fax 05066-693505; 31582 Nienburg, Leinstr. 22, Tel. 05021-12825, Fax 05021-600808; 31785 Hameln, Thiewall 4, Tel./Fax 05151-22576; 32257 Bünde, Bahnhofstr. 31, Tel. 05223-5133, Fax 05232-71219; 32756 Detmold, Paulinenstr. 9, Tel. 05231-39614, Fax 05231-39691; 33615 Bielefeld, Arndtstr. 51, Tel. 0521-131008, Fax 05232-71219; 34414 Warburg, Hauptstr. 46, Tel. 05641-60467, Fax 05641-60648; 35037 Marburg, Augustinergasse, Tel. 06421-161363, Fax 0641-76450; 35390 Gießen, Frankfurter Str. 1, Tel. 0641-76979, Fax 0641-76450; 37073 Göttingen, Papendiek 31, Tel./Fax 0551-5084800; 5084800; 37671 Höxter, Am Markt 2a, Tel./Fax 05271-380095; 48431 Rheine, Marktstr. 14, Tel./Fax 05971-15421; 53721 Siegburg, Holzgasse 47, Tel./Fax 02241-590942; 59555 Lippstadt, Blumenstr. 1, Tel. 02941-78466, Fax 02947-5276; 63924 Kleinheubach, Dientzenhofer Str. 14, Tel. 09371-68861, Fax 09371-947640; 65183 Wiesbaden, Marktstr. 14, Tel. 0611-379370, Fax 06124-3329; 75172 Pforzheim, Bahnhofstr. 9, Tel. 07231-33254, Fax 07452-67025.

*KRÄUTERGARTEN, 80469 München, Pestalozzistr. 3, Tel./Fax 089-23249802.

LAVITA NATURKOSMETIK & MEHR, 45894 Gelsenkirchen-Buer, Blindestr. 3, Fax: 0209-1771082.

MARGOTS BIOECKE, 51143 Köln-Porz, Josefstr./Ladenzeile Busbahnhof, Tel. 02203-55242, Fax 02203-593065.

McQUEEN'S NATURSHOP, 22880 Wedel, EKZ Rosengarten 6b, Tel. 04103-14950.

NATUR- UND HOBBYLADEN, 91710 Gunzenhausen, Petra Stephan, Strittstr. 4, Tel. 09831-8574, Fax 09831-8566.

PAPILLON – Die andere Pflege, 71063 Sindelfingen, Planiestr. 13, Tel. 07031-800774.

PROVENCE, 44135 Dortmund, Bissenkamp 12-26, Tel. 0231-578936.

*PURA NATURA, 90402 Nürnberg, Johannesgasse 55, Tel. 0911-209522, Fax 0911-2447507.

SPINNRAD/Certus Handels GmbH, Gutenbergring 36-38, 22848 Norderstedt; Auslieferungsläden: 03046 Cottbus, Flamingo-Apotheke, Bahnhofstraße 63, Tel.: 0355/780730; 04109 Leipzig, Naturparadies, Strohsackpassage, Nikolaistr. 6-10; Tel.: 0341/ 9612205; 09337 Hohenstein-Ernsthal, Reformhaus Major Tee & Co., Dresdener Straße 5;

Tel.: 03723/3961; 09350 Lichtenstein/Sachsen, Major`s Tee & Co, Marktsteig 2, Tel.: 037204/83624; 09599 Freiberg, Apotheke im Kaufland, Häuersteig 8, Tel.: 03731/76274, wienberg@apotheke-kl-freiberg.de, www.kauflandapotheke-freiberg.de; 10178 Berlin-Mitte, Natur Art, Einkaufscenter Berlin-Carré/Alexanderplatz, Karl-Liebknecht-Straße 13, Tel.: 030/2428862; 10247 Berlin, Tee Krentzchen, Mainzer Str. 24, Tel.: 030/29 49 935; 10961 Berlin-Kreuzberg, Naturebox Naturkosmetik, Zossener Straße 32, Tel: 030/69508303, www.naturebox.de; 12099 Berlin, Reformhaus Gesund & Schön, Tempelhofer Damm 152, Tel.: 030/75659320; 12555 Berlin, Natur-Garten, Alt Köpenick 14, Kay Fabig, Tel.: 030/65 48 89 88, www.natur-garten.de; 13357 Berlin-Wedding, Kräuter Meyer, Gesundbrunnencenter, Badstraße 4, Tel.: 030/49308974; 15366 Hönow, Teevielfalt, Mahlsdorfer Straße 61 HEP, Tel.: 030/9953932; 15517 Fürstenwalde, Vital Center, Eisenbahnstraße 136, Tel.: 03361/693444; 16303 Schwedt, OASEpur, Ringstraße 1, Tel: 03332/838820; 16321 Bernau, Gesundheitsinsel am Steintor, Berliner Straße 2, Tel.: 03338/708577, www.bernau.com/steintorapotheke; 18055 Rostock, Edda`s Hoflädchen, Rostocker Hof, Tel.: 03361/69344; 18057 Rostock, Teekontor Rostock, Doberaner Straße 10-12, Tel.: 0381/514457; 18146 Rostock, Teestübchen Kelsch, Goorstorferstraße 50 (REAL), Tel.: 0381/6002177; 18209 Bad Doberan, Edda`s Teelädchen, Am Markt 14, Tel.: 038203/16459; 20095 Hamburg-Innenstadt, Vitapharm-Apotheke, Bergstr. 7, Tel.: 040/32527690; 20354 Hamburg, Teestation „Die gemütliche Teestube", Stephansplatz 10, Bankpassage, Tel.: 040/352009; 21031 Hamburg-Bergedorf, Spinnrad Partner Schnelle, Alte Holstenstraße 30, Tel.: 040/7214697; 21073 Hamburg-Harburg, Arcaden Apotheke, Lüneburger Straße 45, Tel.: 040/30092121; 21493 Schwarzenbeck, Die Stadt Apotheke, Lauenburger Straße 10, Passage, Tel.: 04151/3313; 21502 Geesthacht, Buntenskamp Apotheke, Buntenskamp 5a, Tel.: 04152/75073, www.buntenskamp-apotheke.de; 21614 Buxtehude, Silber & Co., Stavenort 1, Tel.: 04161/513866; 21682 Stade, Delphin-Apotheke, Große Schmiedestraße 6, Tel.: 04141/777 430; 22045 Hamburg-Jenfeld, Berliner Bär Apotheke, EKZ Berliner Platz/Dahlemer Ring 15, Tel.: 040/6723132, www.berliner-baer-hamburg.de; 22111 Hamburg-Billstedt, Kräuter Meyer, Billstedt Center, Tel.: 040/73671978; 22159 Hamburg-Farmsen, Center-Apotheke, Berner Heerweg 173-175, Tel.: 040/6430041; 22415 Hamburg, Apotheke am Langenhorner Markt, Langenhorner Markt 9, Einkaufszentrum, Tel.: 040/53283890, Apotheke-hh@t-online.de; 23552 Lübeck, Adler-Apotheke, Breite Str. 71, Tel.: 0451/79 88 515, adler-apotheke-lu-ebeck@t-online.de; 23562 Lübeck-St.Jürgen, Reformhaus St. Jürgen, Ratzeburger Allee 27 a, Tel.: 0451/5041250; 23566 Lübeck-Buntekuh, Reformhaus im Citypark, Herrenholz 14, Tel.: 0451/2033548; 23611 Bad Schwartau, Stadt-Apotheke Sanitätshaus, Lübecker Str. 18, Tel.: 0451/29 250-11, stadt-apotheke@klindwort.de,www.klindwort.de; 23774 Heiligenhafen, Ostsee Tee Hus, Kirchenstraße 1, Tel.: 04362/7027; 23879 Mölln, Stadt-Apotheke, Am Bahnhof 2, Tel.: 04542/39 48, www.stadt-apotheke-moelln.de; 23966 Wismar, Teekontor Wismar, Altwismarstr. 24, Tel.: 03841/213320; 24217 Schönberg, De Teepott, Bahnhofstraße 17, Tel.: 04344/6213, www.ostsee-tee.de; 24534 Neumünster, Stadt-Apotheke, Großflecken 20, Tel.: 04321/49490, www.stadtapotheke-nms.de; 24768 Rendsburg, Eider Enten Apotheke, Friedrichstädter Straße 51, Tel.: 04331/433780; 24937 Flensburg, Delphin Apotheke, Südermarkt 12, Tel.: 04611/50400; 25746 Heide, tea & more in der Stadtbrücken-Apotheke, Hamburger Str. 26-28, Tel.: 0481/877 80; 26209 Hatten-Sandhaus, Flora Apotheke, Bahnhofstraße 15, Tel.: 04481/234; 26209 Sandkrug, Flora Apotheke, Bahnhofstraße 15, Tel.: 04481/234; 26388 Wilhelmshaven, Spinnrad Partner Meitzler, Preußenstr. 46, Tel.: 04421/806040; 26721 Emden, 1-2-3 Geschenkartikel & mehr, Neutorstraße 36, Tel.: 04921/942391; 27578 Bremerhaven-Specken, Spinnrad Partner Buse, Langener Landstr. 271, Tel.: 0471/805219; 27749 Delmenhorst, Delme Tee Contor, Lange Straße 97, Tel.: 04221/129689; 28199 Bremen-Neustadt, Delme Tee Contor, Pappelstraße 99-101, Tel.: 0421/501431; 28203 Bremen-Steintor, Fach-Drogerie-Blank, Vor dem Steintor 43, Tel.: 0421/72260; 28215 Bremen-Findorf, Lilje-Naturkosmetik, Hemmstr. 182, Tel.: 0421/3509850; 30159 Hannover, Ernst August Apotheke, Bahnhofstraße 8, Tel.: 0511/363432; 30159 Hannover-City, S.B.S. Naturkosmetik, Georgstraße 7, Tel.: 0511/7000815; 30161 Hannover-Nordstadt, Reformhaus Bertram, Lister Meile 46, Tel.: 0511/319313; 30519 Hannover, Naturprodukte Oasis, Abelmannstraße 8, Tel.: 0511/4735102; 30823 Garbsen, Teehaus Schwarzer Drache, Havelser Straße 1/EKZ Mitte, Tel.: 05131/ 44 18 84; 31134 Hildesheim, Andreas Apotheke, Almstraße 3, Tel.: 05121/91760; 31655 Stadthagen, Aesculap-Apotheke, Enzer Str. 10, Tel.: 05721/16 64, aesculap-apo@t-online.de, www.aesculap-apotheke-stadthagen.de; 31737 Rinteln, Engel-Apotheke seit 1619, Markt 15, Tel.: 05751/42060; 31785 Hameln, Reformhaus Bertram, Kleine Straße 25, Tel.: Tel 05151/94 500; 32049 Herford, Hansa-Apotheke, Hansa-straße 26, Tel.: 05221/998250; 32547 Bad Oeynhausen, Apotheke im Werrepark, Mindener Straße 24, Tel.: 0573/1105725; 32756 Detmold, Tee & Krämerladen, Krumme Straße 56, Tel.: 05231/31804, www.ingrids-teeladen.de; 33098 Paderborn, Reformhaus Strauch (Seibel GmbH), Rosenstraße 17, Tel.: 05251/21001; 33154 Salzkotten, Sälzer-Apotheke, Lange Str. 23, Gertrud Schaefer, Tel.: 05258/940 610, info@saelzerapotheke.de, www.saelzerapotheke.de; 33175 Bad Lippspringe, Reformhaus Strauch (Seibel GmbH), Arminius-straße 10, Tel.: 05252/6962; 33602 Bielefeld-Zentrum, Teegarten, Marktpassage Bahnhofstraße 27a, Tel.: 0521/139015; 33758 Schloss Holte-Stukenbrock, Arminius Apotheke, Holter Straße 4, Tel.: 05207/3293; 34225 Baunatal, Neue Apotheke, H.-Nordhoff Straße 7, Tel.: 0561/949580; 34454 Arolsen, Akazien-Apotheke, Bahnhofstraße 16, Tel.: 05691/2074; 35037 Marburg, Schlossberg Apotheke, Universitätsstraße 5, Tel.: 06421/23443; 36043 Fulda, Florenberg Apotheke, Chattenstraße 26, Tel.: 0661/9429300; 36381 Schlüchtern, Lotichius-Apotheke, Lotichiusstraße 46, Tel.: 06661-96210, www.lotichius-apotheke.de; 37073 Göttingen, Göttinger Reformhaus, Lange Geismar Straße 44, Tel.: 0551/56058; 37079 Göttingen, Reformhaus im Kaufpark, Otto Brenner Straße 1, Tel.: 0551/56058; 38226 Salzgitter Lebensted, Reformhaus Bertram, In den Blumentriften 1, Tel.: 05341/43324; 38440 Wolfsburg, Garias, Die natürliche Drogerie, Kaufhofpassage 8, Tel.: 05361/655500; 38640 Goslar, Reformhaus Bertram, Breite Straße 8, Tel.: 05321/22087; 38855 Wernigerode, Reformhaus Saaber, Ringstraße 31-37, Tel.: 03943/603300; 40227 Düsseldorf-Oberbilk, Schwanen-Apotheke, Kölner Straße 258, Tel.: 0211/787837, www.schwanen-apo.com; 40591 Düsseldorf-Wersten, Apotheke Dr. Herrmann, Kölner Landstraße 205, Tel.: 0211/7580840, www.apotheke-dr-herrmann.de;

40597 Düsseldorf-Benrath, Spinnrad Partner Steioff, Hauptstraße 9, Tel.: 0211/7180811; 41061 Mönchengladbach, Spinnrad Partner Steioff, Hindenburgstraße 12, Tel.: 02161/567960; 42853 Remscheid, Adler Apotheke/Herba Reformhaus, Alleestr. 11, Tel.: 02191/92 30 26, ruepp@aar.de; 44649 Herne 2 (Wanne), Reformhaus Klaas (Seibel GmbH), Hauptstraße 261, Tel.: 02325/73996; 44795 Bochum, Alte Apotheke Weitmar, Hattinger Straße 334, Tel.: 0234/431421, www.alte-apotheke-bochum.de; 44869 Bochum, Bio S-Bahnhof, Höntroper Straße 48, Tel.: 02327/52277; 45127 Essen-City, Spinnrad & more, City-Center/Porscheplatz, Tel.: 0209/947840, www.the-trading-enterprise.com; 45276 Essen-Steele, Abaddon, Bochumer Straße 2-4, Tel.: 0201/5927734; 45468 Mülheim/ Ruhr, Reformhaus Seibel GmbH, Forum City am Hbf., Tel.: 0208/385374; 45657 Recklinghausen, Duftkännchen Ott, Reitzensteinstr. 50, Tel.: 02361/16216, www.elfie@gmx.de; 45699 Herten, Reformhaus Klaas (Seibel GmbH), Ewaldstraße 17, Tel.: 02366/87231; 45879 Gelsenkirchen-City, Rosen-Apotheke, Robert-Koch-Straße 2, Tel.: 0209/22104; 45881 Gelsenkirchen-Schalke, Spinnrad & more, Wilhelminenstraße 165-167, Tel.: 0209/947840, www.the-trading-enterprise.com; 46047 Oberhausen, Reformhaus Seibel GmbH, Centro EKZ, Tel.: 0208/802001; 46145 Oberhausen, Glocken Apotheke, Kantstraße 17, Am kleinen Markt, Tel.: 0208/669414; 46236 Bottrop, Pinguin Apotheke, Osterfelder Straße 15, Tel.: 02041/28892; 46397 Bocholt, Reformhaus Feldmann, Königstraße 6, Tel.: 02871/226175; 47167 Duisburg-Neumühl, Alpha Apotheke, Lehrerstraße 5, Tel.: 0203/9948510; 47495 Rheinberg, Römer Apotheke, Bahnhofstraße 35, Tel.: 02843/6116; 47495 Rheinberg, Römer Apotheke, Bahnhofstraße 35, Tel.: 02843/6116; 47495 Rheinberg, Römer Apotheke, Römerstraße 16, Tel.: 02843/6116; 48143 Münster, Mocca-Haus Fritz, Aegidiistraße 54, Tel.: 0251/4844683; 48143 Münster, Spinnrad-Partner Fritz, Rothenburg 53, Thomas Bzowka, Tel.: 0251/46094, 48231 Warendorf, Spinnrad Partner Koschorreck, Ostwall 41, Tel.: 02581/787789; 49565 Bramsche, Das Kunst-Stückchen, Große Straße 33, Tel.: 05461/880688, heikelienert@gmx.de; 49661 Cloppenburg, Königs-Apotheke, Mühlenstr. 2, Tel.: 04471/21 59, info@koenigs-apotheke.com, www.koenigs-apotheke.com; 50259 Pulheim-Stommeln, Das Stommelner Gesundhaus – Adler Apotheke & Refor, Josef-Gladbach-Platz 8, Tel.: 02238/2023; 50354 Hürth, Rosen-Apotheke, Kaulardstr. 44, Tel.: 02233/965252, info@rosenapotheke-huerth.de, www.rosenapotheke-huerth.de; 50667 Köln, Naturprodukt24.com, Breitestr. 80-90, Tel.: 0221/851107, emmillia@gmx.de, www.naturprodukt24.com; 50678 Köln, Severin Apotheke, Severin Straße 45, Tel.: 0221/313185; 51143 Köln, Margoťs Bioecke, Wilhelmstraße, Tel.: 02203/55242; 52349 Düren, Spinnrad Partner Härrig, Josef Schregel Straße 48, Tel.: 02421/10082; 52477 Alsdorf, Anna-Apotheke, Bahnhofstraße 59, Tel.: 02404/90610, www.anna-apotheke.com; 53173 Bonn, Alte Apotheke, Koblenzer Str. 58, Stefan Fröling, Tel.: 0228/353001, info@alte-apotheke.com, www.alte-apotheke.com; 53757 St. Augustin, Süd-Apotheke, Südstr.33, Tel.: 02241/202023; 53840 Troisdorf, Bioshop, Kölner Straße 36a, Tel.: 02241/978091; 54290 Trier, Vier-Länder-Apotheke, Brotstraße 45, Tel.: 0651/44909; 54292 Trier, Christophorus Apotheke, Theodor Heuss Allee 18, Tel.: 0651/25816; 54516 Wittlich, Minotaurus Tee & Naturwaren, Himmeroder Straße 9-11, Tel.: 06571/96273, www.spin-nature.de; 55116 Mainz, Apotheke am Brand, Am Brand 28, Dr. rer. md. K. Albers, Tel.: 06131/23 18 19, dr.klaus.albers@t-online.de, www.apotheke-am-brand.de; 55116 Mainz-City, Schiller-Apotheke, Emmeranstraße 3, Tel.: 06131/225147; 55128 Mainz, Center Apotheke im Gutenbergcenter, Essenheimer Str. 222, Tel.: 06131/140 76 66; 56068 Koblenz, Schloss-Apotheke, Schlossstraße 17, Tel.: 0261/18430; 56170 Bendorf, Center-Apotheke, Hauptstraße 125, Tel.: 02622/903377, www.center-apotheke-bendorf.de; 59555 Lippstadt, Röss'l-Apotheke, Lange Straße 56, Tel.: 02941/4207; 59597 Erwitte, Adler Apotheke, Hellweg 9b, Tel.: 02943/49320; 63739 Aschaffenburg, Die Teestube, Treibgasse 10, Tel.: 06021/26795; 63739 Aschaffenburg, Die Teestube, Sandgasse 29, Tel.: 06021/26795; 65185 Wiesbaden, Bettinas Kramladen, Körnerstraße 6; 65929 Frankfurt-Höchst, TEE-FEE, Emmerich-Josef-Straße 31, Tel.: 069/36007979; 66117 Saarbrücken, Bellevue-Apotheke, Metzer Straße 102, Tel.: 0681/56582; 66386 St. Ingbert, Die Tee-Liebe, Pfarrgasse 2, Tel.: 06894/34 034; 66424 Homburg/Saar, Ringelblume Naturfeinkost, Saarbrücker Straße 5, Tel.: 06841/64594; 66440 Blieskastel, Die Tee Liebe, Kardinal Wendel Straße 51, Tel.: 06842/507603; 66540 Neunkirchen-Wiebelskirchen, Glück-auf-Apotheke, Kuchenbergerstr. 29, Tel.: 06821/57880; 66606 St.Wendel, Luisen Apotheke, Bahnhofstraße 18, Tel.: 06851/3127; 67065 Ludwigshafen-Gartenstadt, Kreuz-Apotheke, Maudacherstraße 201, Tel.: 0621/552152; 67067 Ludwigshafen-Maudach, Barbara-Apotheke, Silger Straße 7, Tel.: 0621-551440; 67071 Ludwigshafen-Oggersheim, Ritter Apotheke, Dürkheimer Straße 30, Tel.: 0621/676513; 67098 Bad Dürkheim, Löwen-Apotheke, Stadtplatz 9, Tel.: 06322/8001, www.loewen-apotheke-duew.de; 67136 Fussgönheim, Schloss-Apotheke, Bahnhofstr. 8, Tel.: 06237/977 20, schlossapotheke-fussgoenheim@t-online.de, www.apotheke-fussgoenheim.de; 67433 Neustadt, Stern-Apotheke, Hauptstr. 82, Tel.: 06321/2367, www.stern-apotheke-neustadt.de; 67655 Kaiserslautern, Potpourrie, Pirmasenser Straße 8, Tel.: 0631/4149045; 67716 Heltersberg, Holzland-Apotheke, Hauptstr. 44, Tel.: 06333/99160, holzlandapotheke@ad.com; 68259 Mannheim, Drogerie Wagenhals-Freyburger, Hauptstraße 23, Tel.: 0621-791754; 69117 Heidelberg, Teemeister Tan, Hauptstraße 24, Tel.: 07131/84013; 70806 Kornwestheim, Stern Apotheke, Bahnhofstraße 2-6, Tel.: 07154/29252; 71034 Böblingen, Apotheke Hulb, Otto-Lilienthal-Straße 24, Tel.:07031-469317; 71634 Ludwigsburg, Spinnrad Partner Baccar, Holzmarkt 2, Tel.: 07141-6434114; 73430 Aalen, Aalener Teeladen, Mittelbachstraße 20, Tel.: 07171/39778; 74072 Heilbronn, Heilbronner Teeladen, Kirchbrunnenstraße 11, Tel.: 07131/84013; 76133 Karlsruhe, Janssen Kaffee und Tee, Kaiserstraße 38, Tel.: 0721/378484; 76297 Stutensee, Tee und Service, Hindenburgstr. 52, Tel.: 07249/599; 76829 Landau, Engel Apotheke, Marktstraße 90, Tel.: 06341/86661; 76863 Herxheim, Alte Apotheke von 1837, Obere Hauptstraße 1, Tel.:07276-8578; 76887 Bad Bergzabern, Markt Apotheke, Marktstraße 22, Tel.: 06343/93550; 83022 Rosenheim, Spinnrad Partner Kempf, Stadtcenter Kufsteiner Straße; 83278 Traunstein, Spinnrad Partner Kempf, Maximilianstraße 33, Tel.:0861/69506; 88074 Meckenbeuren, Die grüne Schiene, Am Bahnhofsplatz 16, Tel.: 07542/912570; 88326 Aulendorf, Inspiration, Kornhausstraße 1, Tel.: 07525/913100; 89520 Heidenheim, Silvìs Lädle, Würzburger Straße 21, Tel.: 07321/65440; 91541 Rothenburg, Rothenburger Projektschmiede e.V., Schlachthofstr. 37 c, Tel.: 09861/935 133, www.projektschmiede.org; 92237 Sulzbach-

Rosenberg, St. Anna-Apotheke, Rosenberger Straße 31, Tel.: 09661/4065, www.stanna-apotheke.de; 95028 Hof, Alraune,Marienstraße 52, Tel.: 09281/16253; 96215 Lichtenfels, Rats-Apotheke, Innere Bamberger Str. 6-8, Tel.: 09571/2544, kontakt@ratsapotheke-lichtenfels.de, www.ratsapotheke-lichtenfels.de; 97421 Schweinfurt, Spinnrad Partner Riedl, Lange Zehnstraße 20, Tel.: 09721/533524; 99084 Erfurt, Apollo Vital, Anger 2, im Karstadt Sporthaus, Tel.: 0361/241166; 99084 Erfurt, Apollo Apotheke, Juri Gagarin Straße 94, Tel.: 0361/241166.

DAS NEUE STECKENPFERD, 24768 Rendsburg, Nienstadtstr. 10, Tel./Fax 04331-24243.

*Fa. STEPHAN, 59755 Arnsberg, Mendenerstr. 14, Tel. 02932-25000, Fax 02932-81611..

*SUNCOS GmbH, 61184 Karben, Bahnhofstr. 24, Tel. 06039-95196, 61118 Bad-Vilbel, Frankfurter Str. 40, Tel. 06101-12681.

In der Schweiz:

DORF-LÄDELI, CH-8863 Buttikon, Kantonsstr. 49, Tel. 055-4441854.

*DROGERIE IM DREIANGEL, CH-3552 Bärau, Bäraustr. 45, Tel./Fax 034-4021565.

*INTERWEGA Handels GmbH, CH-8863 Buttikon, Kantonsstr. 49, Tel. 055-4441854, Fax 055-4442477.

In Österreich:

*ART OF BEAUTY, A-4600 Wels, Dr.-Salzmannstr. 8-10, Tel./Fax 07242-57226, E-Mail: veronika@art-of-beauty.at.

*CREATIV-COSMETIK, A-5020 Salzburg, Ganshofstr. 8, Tel. 0662-848802, Fax 0662-848803.

Die mit * gekennzeichneten Firmen betreiben auch Versandhandel.

Einige Substanzen erhalten Sie auch in Reformhäusern, Drogerien, Apotheken, Bioläden und Lebensmittelläden. Vergleichen Sie die Preise!

Hinweis:

Autoren und Verlag bemühen sich, in diesem Verzeichnis nur Firmen zu nennen, die hinsichtlich der Substanzen und Preise zuverlässig und günstig sind. Trotzdem kann eine Gewährleistung von Autoren und Verlag nicht übernommen werden. Irgendwelche Formen von gesellschaftsrechtlicher Verbindung, Beteiligung und/oder Abhängigkeit zwischen Autoren und Verlag einerseits und den hier aufgeführten Firmen andererseits existieren nicht.

Nachfolgend finden Sie einige Adressen, bei denen Sie speziell im Buch beschriebene Produkte beziehen können:

KNEIPP-GIEßROHR & Zubehör, Kurt Wenzel, 90431 Nürnberg, Leubelfingstr. 117, Tel.: 0911-617925, www.vivawenzel.de

SPÜLMITTEL „Joy", Jako-O GmbH, 96476 Bad Rodach, Werner von Siemens-Str. 23, Tel.: 09564-929315, www.jako-o.de

SCHLEIMLÖSER „RC-Cornet" & PEAK-FLOW-METER, R.Cegla GmbH, 56410 Montabaur, Horresser Berg 1, Tel.: 02602-92130, www.cegla.de

SCHLEIMLÖSER „VRP1-Flutter", Tyco Healthcare GmbH, 93333 Neustadt, Gewerbepark 1, Tel.: 09445-9590, www.tycohealth.de

HEILDAMPF-INHALATOR „Herbatherm", Intersanté GmbH, 64625 Bensheim, Berliner Ring 163 B, Tel.: 06251-932810, www.intersante.de

JOGHURT-BEREITER, Bomann GmbH, 47906 Kempen, Heinrich-Horten-Str. 17, Tel.: 02152-89980, www.bomann.de

ZWISCHENSTECKER, Wensing GmbH, 48703 Stadtlohn, Hegebrockstr. 117, Tel.: 02563-93940, www.gwensing.de

SCHAFWOLLVLIES „Kairatin", Raab Karcher GmbH, 60314 Frankfurt, Hanauer Landstr. 150, Tel.: 069-40505326, www.raabkarcher.de

POLLENSCHUTZGITTER „tesa Protect", tesa AG, 20253 Hamburg, Quickbornstr. 24, Tel.: 040-4909101, www.tesa.com

NEURODERMITIKER-BEKLEIDUNG, Tex A Med GmbH, 95482 Gefrees, Ellrodtstr. 5, Tel.: 09254-9620, www.texamed.de

MILBEN-SCHUTZÜBERZUG „Allergocover", Allergopharma KG, 21465 Reinbek, Hermann-Körner-Str. 52, Tel.: 040-727650, www.allergopharma.de

PFLANZENÖL-STAUBSAUGER, Otto Barnickel, 91056 Erlangen, Berner Str. 1, Tel.: 09131-990784, www.nefkom.net/barni/

Weitere Titel aus der Hobbythek-Reihe...

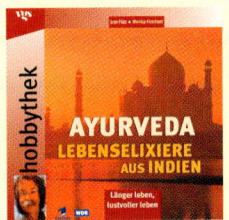

Jean Pütz/Monika Kirschner
**LEBENSELIXIERE
AUS INDIEN**
Ayurveda
ISBN 3-8025-6221-6

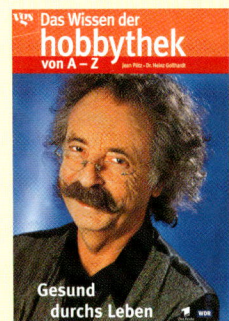

Jean Pütz/Dr. Heinz Gollhardt
**DAS WISSEN
DER HOBBYTHEK
von A – Z**
ISBN 3-8025-6226-7

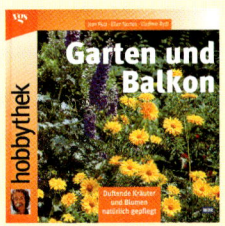

Jean Pütz/Ellen Norten/Vladimir Rydl
GARTEN UND BALKON
**Duftende Kräuter
und Blumen natürlich gepflegt**
ISBN 3-8025-6200-3

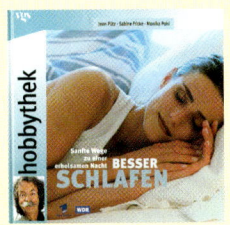

Jean Pütz/Sabine Fricke/
Monika Pohl
BESSER SCHLAFEN
**Sanfte Wege zu einer
erholsamen Nacht**
ISBN 3-8025-6222-4

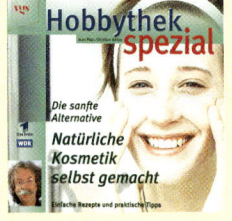

Jean Pütz/Christine Niklas
NATÜRLICHE KOSMETIK SELBST GEMACHT
Einfache Rezepte und praktische Tipps
ISBN 3-8025-1444-0

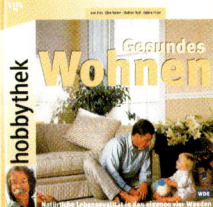

Jean Pütz/Ellen Norten/
Sabine Fricke/Vladimir Rydl
GESUNDES WOHNEN
**Natürliche Lebensqualität
in den eigenen vier Wänden**
ISBN 3-8025-6220-8

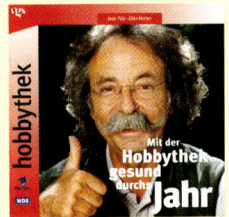

Jean Pütz/Ellen Norten
**MIT DER HOBBYTHEK
GESUND DURCHS JAHR**
ISBN 3-8025-6218-6

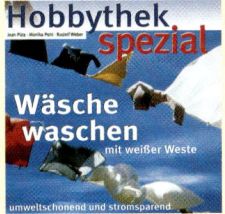

Jean Pütz/Monika Pohl/
Rudolf Weber
WÄSCHE WASCHEN MIT WEISSER WESTE
umweltschonend und stromsparend
ISBN 3-8025-1423-8

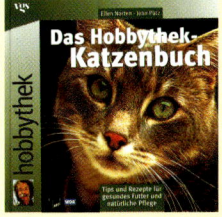

Jean Pütz/Ellen Norten
DAS HOBBYTHEK-KATZENBUCH
**Tips und Rezepte für gesundes
Futter und natürliche Pflege**
ISBN 3-8025-6207-0

...konkret, praktisch und aktuell

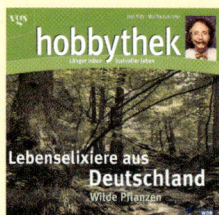

Jean Pütz/Monika Kirschner
**LEBENSELIXIERE
AUS DEUTSCHLAND**
Wilde Pflanzen
ISBN 3-8025-6228-3

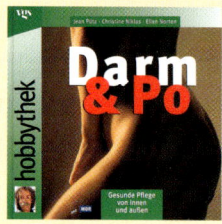

Jean Pütz/Christine Niklas/Ellen Norten
DARM & PO
Gesunde Pflege von innen und außen
ISBN 3-8025-6201-1

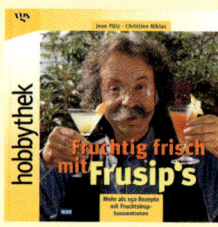

Jean Pütz/Christine Niklas
FRUCHTIG FRISCH MIT FRUSIP'S
**Mehr als 150 Rezepte mit
Fruchtsirupkonzentraten**
ISBN 3-8025-6206-2

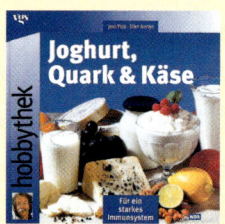

Jean Pütz/Ellen Norten
JOGHURT, QUARK & KÄSE
Für ein starkes Immunsystem
ISBN 3-8025-6213-5

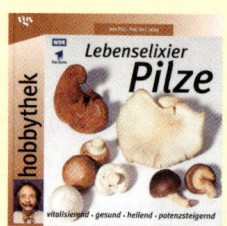

Jean Pütz/Prof. Jan I. Lelley
LEBENSELIXIER PILZE
**vitalisierend, gesund, heilend,
potenzsteigernd**
ISBN 3-8025-6224-0

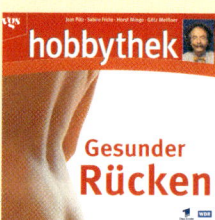

Jean Pütz/Sabine Fricke/
Horst Minge/Götz Meißner
GESUNDER RÜCKEN
ISBN 3-8025-6229-1

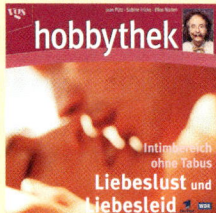

Jean Pütz/Sabine Fricke/Ellen Norten
LIEBESLUST UND LIEBESLEID
Intimbereich ohne Tabus
ISBN 3-8025-6227-5

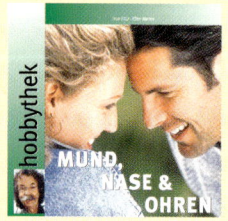

Jean Pütz/Ellen Norten
MUND, NASE & OHREN
ISBN 3-8025-6223-2

**Im Internet:
www.vgs.de**